アレルギーと腸内細菌

腸内フローラを育てれば、アレルギー体質は治る

藤田紘一郎

ワニブックス
|PLUS|新書

はじめに

私が本書の執筆に追われているちょうど今日、こんな記事を見つけました。

「耐性菌で死亡　年8000人以上」（2019年12月6日朝日新聞朝刊）

耐性菌とは、抗生物質（抗菌薬）が効かない細菌のことです。病気などによって免疫力や体力が落ちているとき、薬剤に耐性を持った病原菌に感染すると、人は生命の危険にさらされることになります。

ではなぜ、薬剤耐性菌という恐ろしい細菌による感染症の死亡が、こんなにも増えているのでしょうか。

もう1点、考えていただきたいことがあります。

今、日本人の2人に1人が、なんらかのアレルギーを持っている、と推計されています。なぜ、こんなにも多くの人が、アレルギー性疾患に悩まされているのでしょうか。

2つは、まったく異なる問題と思えます。しかし、根っこは同じところにあるのです。

日本でアレルギー性疾患が注目を浴びるようになったのは、1960年代後半から1970年代のころでした。高度経済成長時代、工場の排気による大気汚染が進み、モータリゼーションによる車の排気ガスの増大が、社会問題化した時代のことです。

このころから日本人のライフスタイルは、大きく変化していきました。高温多湿のわが国に、住宅構造の密閉化とカーペットの導入がもたらされ、家屋内がダニとカビのすみかとなりました。衣と食も様変わりし、人々は好むと好まざるとにかかわらず、おびただしい数のアレルゲンに囲まれて暮らすようになりました。アレルゲンとは、アレルギーの原因となる物質のことです。

その一方で、医学は大きな進歩を遂げました。アレルギー性疾患に対しても、莫大な研究費をともなう医学的なアプローチがなされてきました。

しかし、どうでしょうか。アレルギー患者は減ったでしょうか。日本でスギ花粉症の第1例が現れたのは、1963年のこと。それが今では、国民の2人に1人がなんらかのアレルギーを持っているというのが現実です。大気汚染規制が強化され、自然環境や生活環境の改善も進んできています。それでも、蔓延《まんえん》は止まらず、広がるばかりです。

アレルギー性疾患の改善に、医療も大気汚染や自然環境の改善も、必要なことです。でも、それだけでは根本的な解決に至らないのは、現状を見れば明らかです。

戦後、日本人は清潔志向を大変な勢いで強めていきました。身の回りにいる細菌を「キタナイ」「アブナイ」といって排除の対象としてきました。それによって、日本国内の「無菌化」が進みました。結果、何が起こってきたでしょうか。日本人の体質の弱体化です。

ここにこそ、アレルギー体質を引き起こす根の深い原因が隠されている、と私は考えています。

本来、人の体内に侵入してきた病原菌を殺すのは、免疫の働きです。免疫とは、身体を病気から守る防御システムのこと。外から病原菌が体内に入り込んでも、免疫がしっかり働いていれば、細菌を殺すことができます。

ところが、清潔志向を強めた日本人は、免疫から大切な仕事を奪いとってしまいました。「風邪やインフルエンザや食中毒が怖い」と、病原体だけでなく、なんの悪さもしないウイルスや細菌もひとまとめに排除の対象としてしまったのです。

そのときに使用されるのは、抗菌剤や除菌剤、抗生物質などの薬剤です。薬剤は、「悪い菌か、健康によい菌か、無害な菌か」などと細菌を見わけたりしません。薬剤を使えば、悪い菌もよい菌もすべてが排除の対象となってしまうのです。

そんな力に頼り切り、自らの免疫力を信じず、免疫の仕事を無残にも奪い続けてきた結果、日本人の免疫力は総じて低下しました。そうした背景のなかで現れたのが、アレルギー性疾患だったのです。

私たちの免疫細胞には、細菌が来たら「なんのご用?」と尋ねる細胞があり、ウイルスが来たらお茶を出す細胞があり、寄生虫がやってきたら「こんにちは」とあいさつをする細胞がいます。それなのに、身の回りの微生物を薬剤で排除してしまうと、多くの免疫細胞は対応する相手を失い、「無職」になってしまうのです。

職を失った免疫細胞ほどやっかいなものはありません。これらの細胞は、今度は相手をしなくてもよいダニの死骸や花粉、食べ物などにもご丁寧に対応するようになります。その免疫細胞たちの異常な攻撃によって起こる炎症こそが、アレルギーなのです。

アレルギーとは、アレルゲンとなる物質に免疫が過敏に反応する状態のこと。身体に無害なものに免疫が過敏に働き、攻撃をしかけます。その攻撃で人の細胞も傷つき、つらい症状が表に出てくるのです。原因は、「免疫力の低下」にあります。

アレルギー性疾患には、花粉症などのアレルギー性鼻炎、アレルギー性結膜炎、アトピー性皮膚炎、気管支喘息《ぜんそく》、食物アレルギーなどがあります。このうち、どこにアレルギーが生じるかは人によって異なります。その人の弱いところをねらって、病気は起こります。しかし、発症の根底には、すべて免疫力の低下があるのです。

薬剤を乱用して身の回りの細菌やウイルスを排除する考え方を、私は「超清潔志向」と呼んでいます。日本人の超清潔志向は、常軌を逸しています。そこまでして多くの薬剤を生活環境に持ち込んでしまうのは、「微生物から身体を守りたい」という願いの表れなのでしょう。

しかし、現実を見ましょう。それで、風邪をひかなくなったでしょうか。むしろ、風邪をひきやすい体質になってはいないですか。免疫力が低下すれば風邪もひきやすくなり、アレルギー性疾患も発症・悪化しやすくなるのです。

また、日本人の「何がなんでも病気を防ぎたい」という願いは、同時に、抗生物質の乱用も引き起こしました。薬剤にいじめられた細菌もまた、やっかいものへと変化します。細菌だって生き物です。いじめられればなんとしても生き残ろうと、環境に適した姿に変わります。私たちが薬剤をたくさん使うほど細菌は薬剤に耐性を持ち、拡大しやすくなるのです。しかも、多剤耐性菌も多くなります。いろいろな種類の抗生物質を使っても殺せない細菌が、今、次々に生まれてきているのです。

このままなんの対策も施さなければ、「薬剤耐性菌による世界の死者は２０５０年に年1千万人に達するとの推計もある」と朝日新聞は述べています。

ただし、おびえることはありません。東邦大学の故山口恵三名誉教授（微生物学）は、かつてこう語っていました。

「菌の立場で見ると、耐性菌になるのは、決して望ましい変化ではない。耐性菌は、生きるために必要なエネルギーを犠牲にし、薬に耐える特別な力を獲得している。結果的に、ふつうの環境で生きる力は弱くなっている場合が多い」

つまり、耐性菌の生命力そのものは、さほど強くないということです。私たちがふだんから免疫力を強化し、体力を落とすようなことがなければ、耐性菌の脅威におびえる必要もなくなるのです。

おわかりでしょうか。アレルギー性疾患を改善するためにも、耐性菌の脅威から身を守るためにも、必要なのは免疫力です。免疫力の強化を図らずして、健康を守ることはできないのです。

そのためには、身の回りの微生物を排除するような超清潔志向によって、免疫細胞を暇にさせてはいけません。アレルギー性疾患の改善は、細菌の力を借りずには成し遂げられないことを、まずは知ってください。

そのとき、主役級の働きをするのが、私たちの腸にすみつく腸内細菌です。人体に備わった免疫は、腸内細菌の力があってこそ十分に力を発揮できるよう進化しています。アレルギーを防ぐには免疫力の強化が欠かせず、それには腸内細菌の力が必要なのです。

そこで本書では、アレルギーと腸内細菌の関係について、一つ一つ紐解いていきましょう。それを知識として蓄え、毎日の生活に生かしてください。そうすることで、あなたや家族を苦しめるアレルギー性疾患を必ずや改善に向かわせることができると信じています。

目次

はじめに　2

第1章　アレルギーは、あなたのなかの「腸内細菌」しだい

除菌に熱心になっていませんか

都会人ほどアレルギー体質になりやすい……20
日本人は世界一アレルギーになりやすい……22
不潔で原始的な暮らしが人生を変える……24
「キタナイ生活」はアレルギーを生まない……27
バイキンとの共存が免疫を強くする……31

そもそも、なぜアレルギーが起こるか知っていますか

免疫の「選ぶ力」が弱っている……34
心に余裕を失うとアレルギーがくる……36
「免疫」を知ることから始めよう……38

風邪をひく子ほど丈夫に育つ …… 42

寄生虫とアレルギー

「肥満細胞」を破裂させないで …… 47
寄生虫は〝ヘンテコな抗体〟をつくる …… 49
アレルギーの特効薬を見つけたい …… 52
新薬を開発できたらノーベル賞 …… 53
人の免疫はバランスで成り立っている …… 56
アレルギーは西洋医学では治せない …… 58

日本人のアレルギーは回虫が抑えていた

日本人と回虫の仲を断ち切ったマッカーサーの罪 …… 62
日本人と回虫は「復縁」できない …… 64
15年間、サナダ虫を飼ってみた …… 67
アニサキス症もアレルギーの一種 …… 71

身体にすみつく細菌が、アレルギーを防いでいる

「細菌＝バイキン」ではない …… 75

人と細菌は運命共同体……77
免疫力の約7割が腸にある……79
アレルギーを防ぐ3つの条件……80

子どもをアレルギー体質にしていませんか

人の体質は3歳で決まる……83
第1子はアレルギーになりやすい……85
過保護は子どもをアレルギーにする……88
免疫が腸内細菌のメンバーを選ぶ……90

第2章 「腸もれ」がアレルギーを悪化させる

「腸もれ」を起こしていませんか

「善良な細菌」を目覚めさせよ……94
「腸もれ」がアレルギーを悪化させる……95
腸内細菌が身体に入り込む……97
腸もれが食物アレルギーを起こす……99

その頭痛、アレルギーのせいかも……101
「よく食べるもの」がアレルゲンに……103

腸もれとアレルギーの意外な関係

免疫が「オン」に固定される……106
「天然の物質=安全」とは限らない……108
アレルギーの「交差反応」とは……109

パンやパスタを毎日食べると、アレルギーが悪化しやすい

パン好きは腸もれを起こしやすい……112
小麦粉の食べものは依存性が高い……114
ジョコビッチ選手はグルテン不耐症……116

悪玉菌を増やすと腸もれが起こる

こってりラーメンは悪玉菌のエサ……119
薬は「本当に必要なとき」だけに……120
アレルギーの人の腸では耐性菌が生まれやすい……122
肉と一緒に抗生物質を食べている……124

腸もれを改善する「酢キャベツ」「焼きバナナ」
腸壁を強化する「短鎖脂肪酸」…… 128
「ヤセ菌」を増やそう…… 129
毎日、小皿1杯の酢のものを…… 131
短鎖脂肪酸は「大腸劣化」を防ぐ…… 133
焼きバナナで「なだめ役細胞」を増やす…… 134
「骨のスープ」を食べよう…… 136

第3章 アレルギーを悪化させる食べもの、改善する食べもの

アレルギーは次々に姿を変えてやってくる
人の弱みにつけ込むな…… 140
スギ花粉症の人はトマトに注意を…… 141
大嫌いなものは無理して食べない…… 144
「腸を傷つけ、腸内フローラを乱す食べもの」を排除する
食品添加物に気をつけよう…… 148

「保存料無添加」にだまされないで 151
まず、市販のドレッシングをやめてみる 153
おにぎり、サンドイッチは買わない 155

油とアレルギー

サラダ油は喘息を悪化させる 158
マヨネーズが強いかゆみの原因に 160
マーガリンを食べてはいけない 162
大量生産の油には神経毒が含まれる 165
亜麻仁油とエゴマ油でアレルギー改善 167
毎日スプーン1杯を生のままで 169
大衆魚ほど刺身で食べたい 171
加熱調理にはオリーブオイルを 173

「生きた細菌＋水溶性食物繊維＋オリゴ糖」で腸内環境を改善

日本の発酵食品が最適 176
「ひじき納豆」は究極の一品 179

フィトケミカルこそアレルギーを改善する魔法の成分
ニンニク、キャベツで酸化を止める …… 184
レンコンにアレルギーを抑える効果 …… 186
ルイボスティーでフィトケミカル補給 …… 112

第4章 アレルギー症状を軽くする生活術

アレルギー体質を変えたければ、飲み水にこだわりなさい
毎日の飲み水で体質が違ってくる …… 190
アレルギー改善のための水、4つの条件 …… 191
アトピー性皮膚炎にはシリカ水を …… 195
体質改善！ 水飲みタイムスケジュール …… 197

笑いはアレルギーの特効薬
1日1回は大笑いをしよう …… 201
1時間大笑いするのがちょうどよい …… 203
食事中に小言をいえば子どもがアレルギーに …… 204

「プーラン・プーラン（ゆっくり、ゆっくり）」と生きよう

泥んこ遊び、してますか……207
ゆっくりゆっくり進もう……209
ペットアレルギーが増えている……211
薬用石鹸を使ってはいけない……213
舌下免疫療法とレーザー治療……217

おわりに　220

第1章

アレルギーは、あなたのなかの「腸内細菌」しだい

除菌に熱心になっていませんか

都会人ほどアレルギー体質になりやすい

「鼻水がひどくて、息をするのも苦しいよ」

「私も！　夜も眠れないの」

「オレなんか、目もかゆくてさ。春なんて来なきゃいいのに」

顔半分をマスクで隠しながら、そんな会話をするのが春の風物詩となって、どれほどの時が過ぎたでしょうか。スギ花粉症に罹患《りかん》する人は、正確なデータはとられていないものの、5人に1人は超えているとも報告されています。

この数は、今後も多くなるでしょう。しかも、子どもにもどんどん増えていくはずです。15歳までの発症率も高くなっていて、花粉症の低年齢化が進んでいます。

今では、春に鼻をグジュグジュさせているのは「ふつうのこと」。グジュグジュさせていないと「うらやましい」と言われたりします。

しかし、人間の身体にとって、アレルギーとは「当たり前」ではありません。アレルギーは、「奇病」です。おかしなことなのです。

日本で初めてスギ花粉症の症例が認められたのは、１９６３年。私の先輩である、東京医科歯科大学の斉藤洋三博士が発見しました。

第1例の患者さんは、栃木県日光市に住む成人男性でした。原因はもちろんスギ花粉。ただし、日光の杉並木は、そのころに植えられたものではありません。17世紀中頃、全長37キロメートルもの並木道を築くために、約1万６０００本のスギが植えられたと伝えられています。つまり、日光のスギ花粉は、アレルギーの第一例が現れる3世紀も前から飛んでいたことになります。しかし、**昔の人はスギ花粉を吸い込んでも、花粉症にはなりませんでした**。

ところが、１９６３年を皮切りに、患者は日本国内にどんどん増えていきました。

そして、これと同じころから、スギ花粉症以外のアレルギー性鼻炎やアトピー性皮膚炎、気管支喘息なども、猛威を振るい始めることになったのです。

現在、２人に1人がなんらかのアレルギー症状を示していると推計されています。

さらに国立成育医療センターの斎藤博久部長らの調査をみると、ますます深刻な状況が浮かび上がります。アレルギー体質の日本人は、1970年代に生まれた人に急増しています。今のちょうど40代から下の人たちです。1951〜1970年生まれの人でアレルギー体質の人は、44パーセントであるのに対し、1971〜1980年生まれの人は、なんと88パーセントもがアレルギー体質と報告されているのです。

しかも、1970年代生まれの中都市出身者でアレルギー体質なのは80パーセント、大都市出身者では92パーセントにも膨れ上がります。都市型の生活をしている人のほとんどが、なんらかのアレルギーを持ってしまっているのです。

日本人は世界一アレルギーになりやすい

1960年代、日本でアレルギー患者が少しずつ現れ始めたころ、アメリカではブタクサの花粉症がすでに大流行していました。当時、アメリカ人は世界でもっともアレルギーになりやすい民族といわれていました。対して日本人は、もっともアレルギーになりにくい民族とされていたのです。

ところが今では、逆転しています。今、日本人は世界でもっともアレルギーになりやすい民族といわれています。

欧米でもアレルギー体質の人は、増えています。しかし、日本での増え方は異常です。１９６３年に第一例が現れ、たかだか50年で２人に１人がなんらかのアレルギーを抱えるほど、急激な増加を見せたのです。

なぜ、昔はいなかったアレルギー患者が、こんなにも多くなったのでしょうか。

私は、およそ30年前から**「細菌や寄生虫などを一方的に追放したキレイ社会が日本人の免疫力を低下させ、アトピーや花粉症などのアレルギー性疾患を増加させた」**という「環境衛生説」を訴えてきました。

アレルギーは、栄養状態や生活環境、ストレスといった要因が複合的にからんで起こるといわれます。しかし、最大の問題点は、身の回りに存在する細菌などの微生物を「キタナイ」と排除する「キレイ社会」にある、と私は考えます。

殺菌、抗菌、除菌などを名乗るグッズが社会にあふれ、どんな菌も寄せつけまいとする完全無欠な暮らしを営む日本人。衛生環境が極端によくなった現在、日本人の常軌を逸した「キレイ好き」は、皮肉なことに免疫力の弱体化を招き、アレルギー性疾患を多発させてしまっているのです。

しかし、30年間、超清潔志向の危険性を訴え続けた私の声は、世間になかなか伝わりませんでした。今では、若いお母さんがアルコール剤を持ち歩き、外出先で幼い子の手に吹きかける姿を見ることも珍しくありません。「インフルエンザ予防のため」とマスクをしながら、首から除菌剤入りの容器をぶら下げている人もいます。

「病気になりたくない、させたくない」と願う気持ちが、清潔志向を加速させます。そうした親に育てられた人が自ら親になったとき、さらに上回る超清潔志向でわが子と接し、免疫力の弱体化とアレルギーの増加に拍車をかけることになります。超清潔志向は、親から子へと受け継がれ、アレルギー体質も譲り受けることになるのです。

不潔で原始的な暮らしが人生を変える

「超清潔志向がアレルギーを増やしているのではないか」

私がそう気づいたきっかけは、インドネシアでの原始的な暮らしにありました。

１９６０年代の日本は、東南アジアとのラワン材貿易がさかんで、商社や企業がなだれをうって現地に入っていました。三井物産や三菱商事、住友林業、ヤマハ楽器などの大手企業も、インドネシアのカリマンタン島のジャングルにこぞって入り込みました。

そこでは、マラリアや腸チフス、アメーバ赤痢などの熱帯病が日本人を襲いました。これらの病気に対する知識が日本の一般の医師にはなく、多くの駐在員が亡くなりました。三井物産の支店長もヤマハ楽器の部長も熱帯病で命を落としています。

「誰か熱帯病のわかる医者を現地に欲しい」。三井物産、三菱商事、住友林業の現地担当者からの派遣依頼が、私が当時所属していた東京大学の伝染病研究所に来ました。その白羽の矢が立ったのが、若き日の私でした。

医者の少ない時代にせっかく医者になったというのに、「寄生虫学」「熱帯医学」「感染免疫学」という誰もやりたがらない分野の医者になり、当時の私はひどく貧乏をしていました。だから私は、「６カ月契約、報酬は現金で先払い」という無茶な条件に応じてくれた三井物産の依頼を受けることにし、「お金をもらったら、絶対に貯金をする」とかたく心に決めたのです。

ところが、ふだん持ち慣れない大金を得て気の大きくなった私は、後輩を誘って毎晩飲み歩き、わずか10日ほどでほとんどを使い切ってしまいました。それをまるで見計ったかのように「藤田先生、そろそろ働いてもらいましょうか」と三井物産の担当部長が催促してきました。

「わかりました。患者さんが発症したら研究所に送ってください。私が責任を持って治療しましょう」

「何を言っているんですか。先生にはカリマンタン島のタンジュン村の診療所に行ってもらわなくてはいけません」

そうきつく叱られた私は、しぶしぶインドネシアへと飛んだのでした。

カリマンタン島にはマハカム川という大きな川が流れています。地元の人たちは、この川べりに家をつくって住んでいます。私の住まい兼診療所も川べりにありました。そこはとても清潔といえるような環境ではありません。生活は非常に原始的です。トイレは川の上にあり、ボットンとそのまま川に落とします。私がトイレに座ると魚が寄ってきて、落としたものを競って食べます。その魚は、毎日のおかずになって出てきました。

こうした周辺住民のウンコの浮かぶ川で、女性たちは洗濯したり、食器を洗ったり、食事のしたくをしたりします。私のお風呂はトイレの下手２メートルほどの川の水を使っていました。ときどきスコールが降ると、裸になって外に飛び出し身体を洗うのですが、スコールがないときには、ウンコの浮かぶ川の水を浴びるしかありません。

現地に着いたとたん、日本に帰りたくてしかたがなくなりました。でも、三井物産から支給されたお金はもうありません。「こんなキタナイところ、イヤですよ」と言った私に、現地の部長さんの言葉が今も忘れられません。

「藤田先生の家よりずっと豪勢でしょう。トイレが５つもあるんだから」

トイレといっても、川の上に囲いがあるだけです。私は帰国できる日を指折り数え始めました。しかし、そこでの日々が私の研究者人生を大きく変えることになったのです。

「キタナイ生活」はアレルギーを生まない

診療所には、ウンコの流れる川で元気いっぱい遊ぶ子どもたちの声が、たえず聞こえてきました。

当初は、そんな子どもたちの声に不安ばかり覚えました。「あの川には、日本にはないような病原性の高い微生物がたくさんいるのだろう」。そう感じ、「そんなキタナイ川で遊んでいると、大変な病気になってしまうよ」と何度も子どもたちに注意しました。でも、「日本からきたドクターが、ヘンテコなことを言っているよ」と誰も耳を貸しません。

ところが、しばらく観察していると、カリマンタン島の子どもたちは日本の子どもたちよりずっと元気で、快活であることに気づいたのです。しかも、日本で急増し、社会的な問題となりつつあったアトピー性皮膚炎や気管支喘息、花粉症などを発症している人が、誰一人として見られないのです。

「アレルギーの子は、なぜいないのか……。でも、ウンコの川で遊んでいれば、コレラや赤痢は多いはずだ」

私は早速調査を始めました。すると島の住民は、ジャカルタのような大都市で文化的な暮らしをする人たちより、感染率がはるかに低いことがわかったのです。

こんな不思議なことがあるでしょうか。

私は、マハカム川の水を顕微鏡でのぞいてみました。顕微鏡の視野には大便の成分に混じって、たくさんのバイキンが検出されました。回虫など寄生虫の卵も見えました。

次に、現地の人たちの大便を調べました。ほぼ全員が回虫や鞭虫《べんちゅう》などの寄生虫に感染していました。「あなたは、寄生虫に感染していますよ」と伝えても、「それがどうしたの？　調べるほどのこと？　身体はなんともないよ」と不思議そうな顔をします。彼らにとって寄生虫感染は自然なことで驚きもしません。実際に外見は健康そのものです。

ただ、彼らに病がまったくないかといえば、それはウソになります。とくに出生直後の子どもは多く亡くなります。ほとんど破傷風が原因です。新生児期の死亡率もかなり高いものです。原因は、下痢症とマラリアです。しかし、子どもたちがある程度成長すると、死亡率はきわめて低くなります。そして、誰もアレルギーになることなく、元気いっぱい目を輝かせ、ウンコの川で毎日遊ぶようになるのです。

そんな元気ではつらつとした子どもたちの健康調査を行いました。すると多くの数値が、日本の子どもたちの正常値より下でした。とくに貧血の傾向が強く、たんぱく質の不足も目立ちました。食事のたんぱく質が不足していることが一因です。加えて、多くの子どもがマラリアという寄生虫に感染していることも原因として考えられました。

マラリアには、「三日熱マラリア」と「熱帯熱マラリア」のほかに、「四日熱マラリア」と「卵形マラリア」の4種類が存在します。このうち悪性度のもっとも高いのが熱帯熱マラリア。日本人の場合では、発熱して5日以内に適切な治療を施さないと死亡する可能性が高い、危険な寄生虫です。

島のかなりの子たちから検出されたのは三日熱マラリアです。なかには熱帯熱マラリアに感染している子もいました。ところが、彼らは薬など飲まなくても割合に元気にしているのです。

日本でマラリアが見つかれば、三日熱マラリアだとしても大変な問題になるでしょう。駆虫は絶対に必要とされます。しかし、島では感染していたとしても薬を必要とせず、みな元気にしています。

やがて私は、身体や心の病気の原因は、日本の医学部で習ってきたことがすべて正しいとは限らないのではないかと、強い疑問を持つようになりました。

バイキンとの共存が免疫を強くする

島の人たちは、調理にもウンコの川の水を使い、コーヒーやお茶なども入れます。口もすすぎます。ただし、川を汚染し、微生物を殺すような石鹸や洗剤類はいっさい使いません。日本の生活では欠かせなくなっている抗菌剤や殺菌剤の類も、まったくありません。島の住民は、好き嫌いと関係なく、寄生虫や細菌などの微生物と「共存」する生活を送っているのです。

島の生活は決して豊かではなく、食料や衛生環境が整っているわけではありません。それでも、肌がとてもツヤツヤしていて、アトピー性皮膚炎とは無縁です。女性たちの髪はしっとり潤い、触ってみたくなるほどです。何より感動したのは、老若男女を問わずみんながイキイキし、疲労感を訴える人などいないのです。うつ病など心の病気にかかる人もいません。子どもたちの間にいじめはなく、無差別に人を殺すとか、見知らぬ人を傷つけるというような残虐な事件も見られませんでした。

私の頭は、たくさんの「なぜ？」で埋めつくされました。なぜ、ウンコの浮かぶ川の水を生活用水にしているこの島の人々は、心も体もとても美しいのだろう。貧血でたんぱく質も不足していれば疲労感が強く表れ、うつ病になってもおかしくないのに、どうして元気はつらつとしているのだろう。日々、楽しそうに行動するエネルギーの源は、どこにあるのだろう。何より、日本で患者数を右肩上がりに増やしているアレルギーを起こす人がいない理由は、どこにあるのだろう——。

島での生活を送るなか、島の人たちの健康調査を行い、一つ一つ疑問を検証にしていきました。そうして「**マラリアや回虫などの寄生虫やたくさんのバイキンとともにある暮らしが、免疫を強力にしている**のではないか」と考えるようになったのです。

初めはいやいや過ごしていた島での生活。ところが、大きな研究テーマを現地の人たちから授けられ、三井物産との約束の6カ月は瞬く間に過ぎていきました。そうして帰国後、「アレルギーと身体にすむ微生物」についてが、私の人生をかけた大きな研究テーマとなったのです。

ここがポイント

●寄生虫や細菌をことごとく排除する日本の「超清潔社会」が、アレルギーという「奇病」の罹患率を急上昇させた。

●田舎暮らしの人より、都会で暮らす人のほうがアレルギーを起こしやすい。

そもそも、なぜアレルギーが起こるか知っていますか

免疫の「選ぶ力」が弱っている

アレルギーは、免疫の病気です。免疫とは本来、病気になるのを防いだり、病気を治したりする身体に備わったシステムです。

免疫の働きとしてはまず「感染の防衛」があり、「健康の維持」や「老化・病気の予防」があります。「がん」や「うつ病など心の病気」も予防しています。「生きる力」にも関与しています。

つまり免疫力は、「生命力」とも表現できます。免疫力の高い人ほど、生きる力も強いということです。ところが、この重要な働きが、一方でアレルギー性疾患もつくり出します。なぜでしょうか。

免疫の働きの始まりは、「自己」と「非自己」を選別することです。簡単にいえば、「自分か、自分ではないか」を見わけるのです。そして、『自己』であれば存在を許し、

「非自己」であれば攻撃します。非自己に厳しく対応するのが免疫の大事な働きです。そうして身体を病気から守っています。

ただし、例外もあります。たとえば食べ物です。私たちは日々食事をすることで必要なエネルギーや栄養を得ています。しかし、食べ物は自己ではありません。免疫にとっては非自己です。本来ならば免疫システムの標的になります。

でも、食べ物を免疫が攻撃してしまっては、私たちは生きていけません。そこで、厳しいはずの免疫も、食べ物など一部の非自己を選別から外します。これを「経口免疫寛容《けいこうめんえきかんよう》」といいます。

「本当はＮＧだけど、いつも君を受け入れているし、昔からよく知っているからＯＫ」と、免疫が許しているのです。免疫には、こうしたおおらかさがあります。反面、病原体などに対しては、徹底的にシャットアウトする厳重さ。この見事な選別能力が、免疫のすばらしい働きです。

ところが、優れた選別能力がうまく働かなくなることがあります。本来は免疫に寛容にされてよいはずの非自己が、激しい攻撃を受けるようになってしまうのです。免疫が攻撃を起こせば、そこでは必ず炎症が生じます。炎症とは、免疫の攻撃によって体内の粘膜で生じる〝火事〟のようなもの。〝火事〟が起こるのは免疫が働いている証拠です。

しかしそれが激しくなれば、人は大変な思いをすることになります。

これが、アレルギーの成り立ちです。**アレルギーとは、免疫の選別能力がうまく働かなくなって、本来は無害であるはずの花粉やダニ、食べ物などにしつこく攻撃をしかけてしまい、それによって生じる炎症反応**なのです。

ではなぜ、こうした異常事態が起こるのでしょうか。

免疫力が低下するからです。免疫システムの力が落ちれば、選別する力も低下します。すると許されてよいはずの非自己を「敵」と見間違え、過敏に反応するようになってしまうのです。弱い犬ほどキャンキャンとうるさく吠えます。臆病だからです。これと同じ状態が免疫で起こっていると考えると、わかりやすいでしょう。

心に余裕を失うとアレルギーがくる

「アレルギーは、免疫が強すぎる状態。だから、免疫力は弱すぎてもいけないが、強すぎてもいけない」

そう説明する医師がいますが、これは間違いです。免疫力が強く、しっかりと働いていれば、選別能力が鈍るようなことは起こらないからです。アレルギーは、免疫力が低下している状態のときに起こる病気です。

このことを示す実例があります。

医者は研修医時代にアトピー性皮膚炎になる人が大勢います。研修医とは、一人前として働けるようになる前に過ごす5～6年の修業中の医師のこと。ここを乗り越えなければ一人前になれないため、みな必死にがんばります。

私は長い間、大学の教授として多くの医者の卵たちを見てきました。医大生の頃は意気揚々と過ごしていた人たちも、研修医になると多くがアトピー性皮膚炎を発症するのです。昼夜を問わず、たくさんの要望を受け入れながらスキルを習得していく厳しい生活が、心身に過剰なストレスを負わせます。免疫力は、ストレス過剰の生活によっても著しく低下します。大変過酷な時代で、なかには脱落する人やうつ病になる人もいます。それ以上に多いのが、アトピー性皮膚炎を起こす人たちです。

ところが、研修医時代を終えると、みなアトピー性皮膚炎がよくなり、きれいな肌をとり戻します。一人前の医師になって過度のストレスから解放されるからでしょう。生活も改善して食事もきちんととれるようになりますし、「先生、先生」と大事に扱われ、気持ちに余裕も戻ります。こうなると、免疫力が向上し、自ずとアトピー性皮膚炎もよくなるのです。

このように、**アレルギー性疾患は免疫力が低下したときに起こります**。反対に、免疫力が高まる生活をしていると改善されるのです。

「免疫」を知ることから始めよう

「彼を知り己を知れば百戦殆《あや》うからず」とは、孫子の兵法の一節です。アレルギーを攻略するには、免疫を知ること。これを知らずに薬を飲んだり生活を変えたりしたところで、小手先の改善で治るほどアレルギー性疾患は簡単ではありません。専門用語が多くなりますが、できるだけわかりやすくお話ししますので、読んでみてください。

免疫反応を起こすのは、主に血液中の「白血球」の働きです。

白血球とは1種類の細胞の名前ではなく、免疫を担当する多くの細胞の総称です。わかりやすくいえば、チーム名。免疫とは、多種多様な役割を持つ細胞たちが連携して敵を倒し、病気を治す一つのチームです。白血球とは〝チーム免疫〟の名称ともいえます。

チーム免疫は、「単球（マクロファージ）」「顆粒球」「リンパ球」という3つのグループから構成されています。このなかでとくに強い戦闘力を持っていて、免疫の主役となるのがリンパ球です。反面、リンパ球はアレルギーにも深く関与しています。リンパ球には、「NK（ナチュラルキラー）細胞」「Tリンパ球」「Bリンパ球」があります。

NK細胞は、常に体内をパトロールし、病原体やがん細胞などを見つけると単独で直接それを殺す免疫細胞です。チーム免疫の番兵役というとわかりやすいでしょう。風邪などの感染症を防ぐうえでも活躍しますし、がんの予防にも重要な免疫細胞です。

たとえば、インフルエンザが流行する季節、同じ空間にいて、同じようにウイルスを吸い込んだはずなのに、発症する人となんの症状も起こさない人がいます。これは、NK細胞の働きの違いです。NK細胞の数が多く、力も強ければ、NK細胞が単独で闘いを終えることができます。その場合、身体にはなんの症状も現れません。しかし、NK

細胞が負けてしまった場合、後方に控えた本隊が出動します。こうなると、体内での炎症が激しくなり、発熱や関節痛などつらい症状が現れることになります。

免疫の後方部隊であり、本隊となるのが、Tリンパ球です。アレルギーにもっとも深く関与してくるのが、この免疫細胞です。部隊は3つのチームで構成されています。「ヘルパーT細胞」と「キラーT細胞」と「制御性T細胞」です。

ヘルパーT細胞は、あらゆる免疫細胞たちの司令塔の役割を担っています。キラーT細胞は、非自己となる異物を倒しにかかる実働部隊です。

ヘルパーT細胞とキラーT細胞は、連携を密にして働きます。ヘルパーT細胞が攻撃命令を出すとキラーT細胞は非自己の攻撃にかかり、ヘルパーT細胞が「やめ！」と指令を出すとキラーT細胞は攻撃を終えます。キラーT細胞が必要以上に攻撃をしかけないようコントロールし、免疫反応を抑えるのも、ヘルパーT細胞の大事な働きです。

一方、Bリンパ球は抗体をつくり出す免疫細胞です。抗体とは、外敵と闘うための武器。体内に非自己が侵入し、NK細胞が倒せなかった場合、ヘルパーT細胞から情報を受けたBリンパ球は、敵にぴったりの抗体をつくります。この武器となる抗体が働くと、

“チーム免疫”を構成する免疫細胞たち

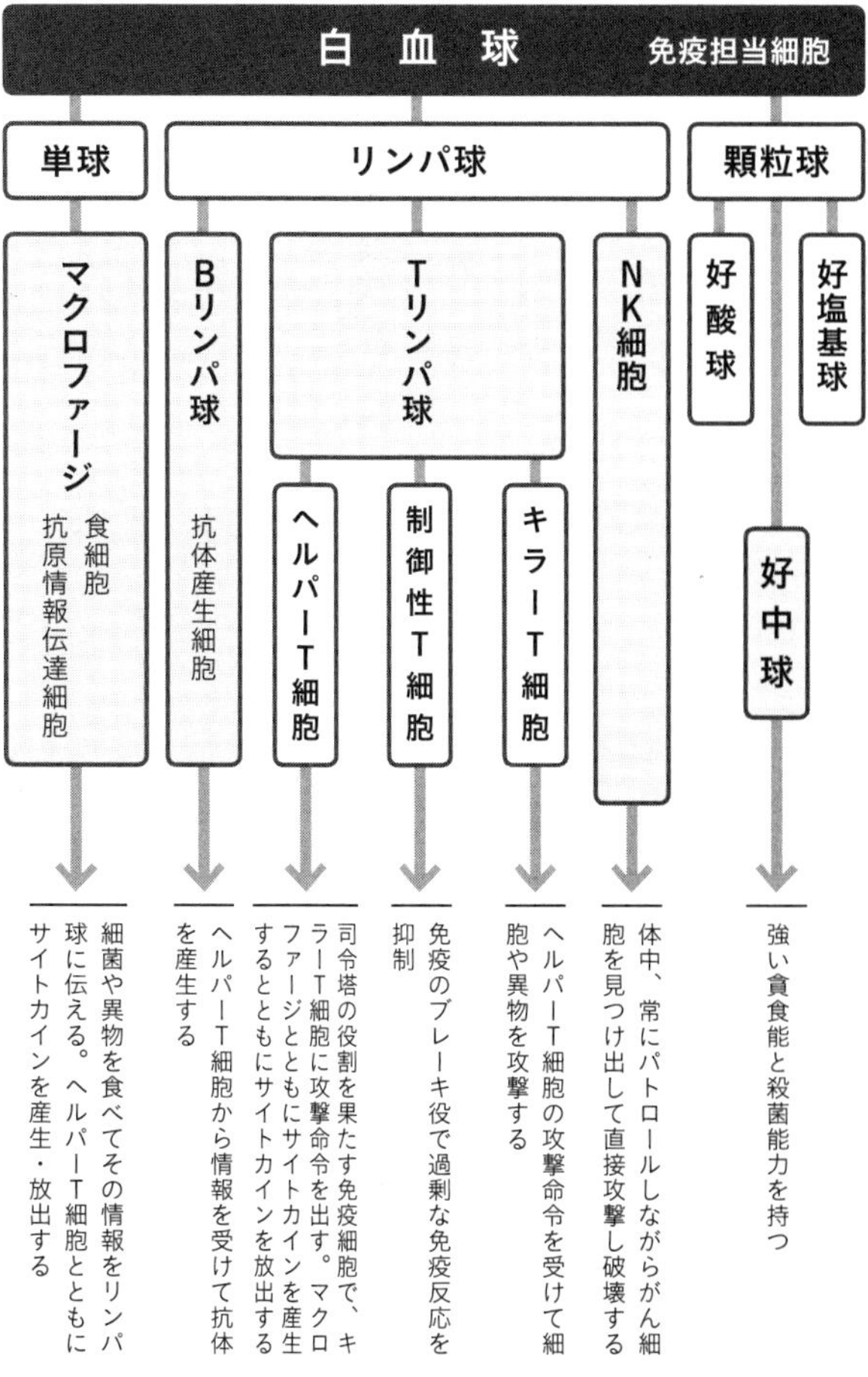
白血球
免疫担当細胞
単球
リンパ球
顆粒球
マクロファージ
食細胞
抗原情報伝達細胞
Bリンパ球
抗体産生細胞
Tリンパ球
ヘルパーT細胞
制御性T細胞
キラーT細胞
NK細胞
好酸球
好塩基球
好中球
細菌や異物を食べてその情報をリンパ球に伝える。ヘルパーT細胞とともにサイトカインを産生・放出する
ヘルパーT細胞から情報を受けて抗体を産生する
司令塔の役割を果たす免疫細胞で、キラーT細胞に攻撃命令を出す。マクロファージとともにサイトカインを産生するとともにサイトカインを放出する
免疫のブレーキ役で過剰な免疫反応を抑制
ヘルパーT細胞の攻撃命令を受けて細胞や異物を攻撃する
体中、常にパトロールしながらがん細胞を見つけ出して直接攻撃し破壊する
強い貪食能と殺菌能力を持つ

敵を倒す力も強くなります。しかし、そのぶん炎症も激しく現れることになります。

こうしたBリンパ球の働きも、免疫システムにとって非常に重要なものの一つです。ただし、Bリンパ球はヘルパーT細胞から指令を受ければ、人体に無害なはずのアレルゲンにも特異的に結合する抗体をつくり出してしまいます。キラーT細胞はそれを武器にアレルゲンを激しく攻撃するようになってしまうのです。

風邪をひく子ほど丈夫に育つ

免疫は、2つの系統にわけられます。「自然免疫系」と「獲得免疫系」です。

自然免疫系とは、生体における常設の防衛部隊であり、獲得免疫系とは緊急時に動員される後方部隊といってよいでしょう。

このうち、自然免疫系を担うのは、先ほどお話ししたNK細胞に加え、マクロファージ、好中球という免疫細胞です。一方、獲得免疫系は、Tリンパ球やBリンパ球です。

ではなぜ、細菌などの微生物が身の回りにいて、常に体内に侵入してくるような生活が、免疫力を高めてアレルギーを防ぐのでしょうか。

それには、自然免疫系の力がおおいに関与しています。

私たち人類が地球上に誕生したのは、およそ700万年前。この地球上で生きてきた時代の大部分を、人類は細菌やウイルス、カビ、寄生虫などの微生物と隣りあって暮らし、攻撃にさらされて生き抜いてきました。自然免疫システムは、それら外敵からの攻撃をたえず受けてきたのです。人類が地球上に生き残り、数を増やしてこられたのは、自然免疫システムの防御が強固で、非常にうまく働いてきたからです。

とくに自然免疫システムは、外敵からの絶え間ない攻撃にうまく対応し、即応性や有効性の機能を向上させてきました。細菌やカビ、酵母の細胞壁に存在する「β《ベータ》-グルカン」という化合物の分子を認識することで対処してきたのです。

昔は、人の食べるもののほとんどに細菌やカビ、酵母などが付着していました。それらを食事とともに日常的に摂取することで、自然免疫は鍛えられていたのです。

この自然免疫こそが、アレルギーを防ぐ最大の砦です。自然免疫がしっかりと働き、外から侵入してきた敵をたたき殺すことができれば、後方部隊の獲得免疫は働かずにすみます。こうなると、アレルゲンとなる物質に抗体がつくり出されることもないのです。

ところが、乳幼児期の感染経験が減ってしまうと、自然免疫は鍛えられるチャンスを逃し、うまく発達しなくなります。結果、獲得免疫もしっかりと育たなくなります。

「風邪を引く子ほど丈夫になる」といいますが、これは真実です。それによって自然免疫が立派に育ち、獲得免疫も正常に成長します。**幼児期の細菌感染が自然免疫を担う細胞を活性化し、あとに続く獲得免疫の反応の方向性を決めている**のです。

反対に、乳幼児期に超清潔な環境で過保護に育てられてしまうと大変です。自然免疫が未発達になって、その弊害が獲得免疫にまで及びます。「弱い犬ほどよく吠える」のたとえのように、なんにでも過敏に反応するアレルギー体質になってしまうのです。

今、欧米では「衛生仮説」を支持する報告が増加しています。アレルギー患者は先進国のみで急増しています。原因は、乳幼児期の感染機会の減少にあるとする学説です。欧米でも生活環境が清潔になり、微生物と接触する機会が少なくなっています。また、抗生物質の使用の頻度が増加し、乳幼児期の感染機会が著しく減りました。それと反比例するように、アレルギー患者が増加したことが注目されているのです。

30年ほど前、私が「環境衛生説」を唱えたとき、日本の医学会からはまったく見向き

「自然免疫」と「獲得免疫」の関係

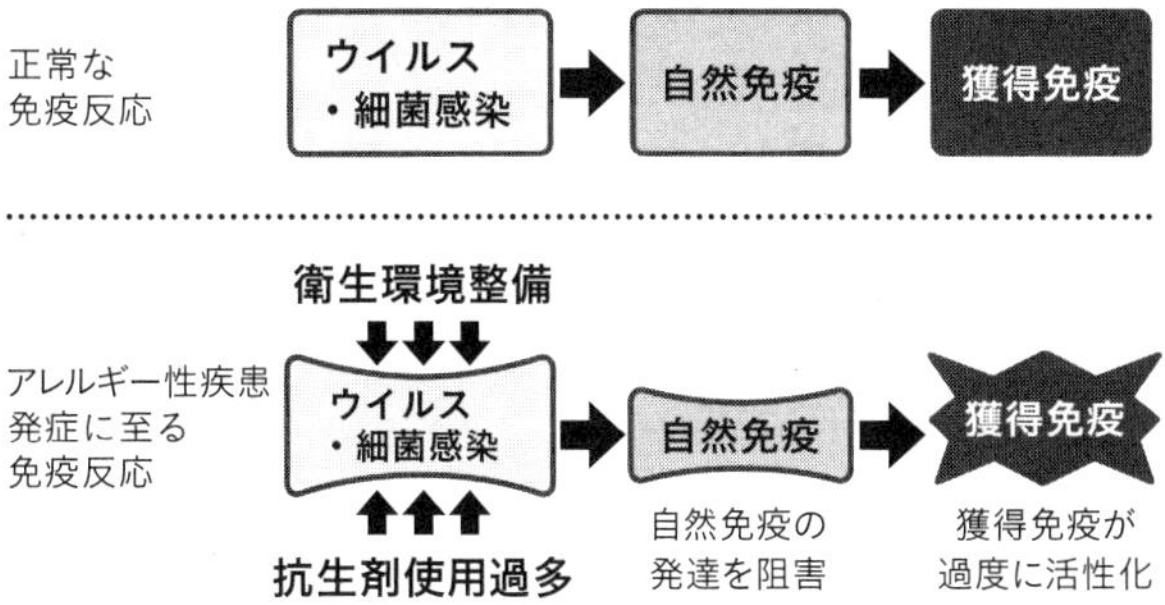

もされませんでした。しかし最近になって、欧米の学者たちからアレルギー発症の衛生仮説が発表されると、日本の学者たちもいっせいにその説に賛同し始めました。今、欧米では「土を食べよう（Eat Dirt）」という運動がさかんに行われています。「自然ともっと親しみ、身の回りの微生物とおおらかに接しよう」とする考え方です。この運動が広がれば、欧米のアレルギー患者は数を減らしていくでしょう。

でも、日本でこの考えが広く受け入れられる日は来るでしょうか。日本人の超清潔志向は、毎日流れてくるテレビコマーシャルに洗脳されたものでもあります。資本主義社会である日本において、いまや洗剤メーカーの力は絶大です。

「バイキンは怖い」という短いフレーズのほうが、「細菌と仲よくしなさい」という訴えより、よほどわかりやすく、また不安感をあおれます。そうして脳に不安を強く刷り込まれ、**超清潔志向をやめられなくなった日本人は、ますますアレルギーになりやすい民族となっていく**のでしょう。

ここがポイント

●免疫の働きを理解してこそ、アレルギー克服の道は開かれる。

●乳幼児期にたくさん風邪を引いた子ほど、アレルギー体質になりにくい。反対に、超清潔な環境で過保護に育てられると、アレルギー体質になりやすくなる。

寄生虫とアレルギー

「肥満細胞」を破裂させないで

アレルギーと微生物との関係を突き止めることは、私の大きな研究テーマでした。きっかけは、回虫などの寄生虫に感染しているカリマンタン島の人たちに、アレルギー性疾患がまるでないと気づいたことです。

この研究で、私は重大な事実を突き止めました。寄生虫感染だけが示す独特の免疫反応があったのです。**回虫やサナダ虫といった寄生虫は、人の体内に入ると、「アレルギーを防ぐ特別な抗体」を誘導していた**のです。

免疫システムの武器となる抗体は、分子量約20万のたんぱく質で構成されていて、基本的にＹ字型をしています。このＹ字型の先端部分は異物の種類で異なり、その異物に特異的に結合して破壊します。

抗体には、「ＩｇＥ」「ＩｇＧ」「ＩｇＡ」「ＩｇＭ」などいくつかのタイプがあり、それぞれ異なる働きを持ちます。このなかで激しいアレルギー反応を起こすのは、ＩｇＥ抗体です（ＩｇＧ抗体が起こすアレルギーもありますが、これについては後述します）。

ＩｇＥ抗体がどのようにアレルギーを起こすのか、まずはそのメカニズムからお話しします。スギ花粉症を例に解説しましょう。

自然免疫の弱い人がスギ花粉を毎年のように吸い込み続けていると、Ｂリンパ球が働き、やがてスギ花粉に対応するＩｇＥ抗体をつくるようになります。

ＩｇＥ抗体は、「肥満細胞」の表面に付着します。肥満細胞とは、ヒスタミンやセロトニンなどの化学物質をいっぱい詰め込んで、まるまると太った細胞のこと。鼻の粘膜のほか、目の粘膜、気管の粘膜、皮下など体のあらゆる粘膜に存在します。

この肥満細胞にＩｇＥ抗体は結合します。そこにスギ花粉などのアレルゲンがやってくると、今度は「Ｙ」字型の頭の部分にアレルゲンがくっつきます。こうなるとアレルゲンも壊されますが、肥満細胞も破裂します。すると、肥満細胞に詰まっていたヒスタミンやセロトニンなどの化学物質がいっせいに放出されます。

ヒスタミンなどの化学物質は、鼻の粘膜の組織を傷つけて炎症を起こします。結果、鼻水や鼻づまりなどのつらい症状が引き起こされるのです。

アレルギー性疾患には、花粉症や気管支喘息、アトピー性皮膚炎、食物アレルギーなどがあります。これらは、どの部分の肥満細胞が破裂したかの違いであり、アレルギーの起こるメカニズムは同じです。

寄生虫は〝ヘンテコな抗体〟をつくる

回虫やサナダ虫などの寄生虫が人の体内にいるときにも、ＩｇＥ抗体はつくられます。ただし、そのＩｇＥ抗体は、肥満細胞と結合しても破裂させない性質を持っています。

寄生虫は人体に侵入すると、いろいろなところを巡回し、最終的にすみやすい場所に落ち着いて成長します。たとえば、フィラリアは鼠径部のリンパ節、回虫やサナダ虫などは小腸、といった具合です。

寄生虫が体内に入ると、免疫システムは「敵がやってきた！」と本隊を動かし、それを排除する抗体をつくり出します。これは寄生虫にとって命とりです。抗体に攻撃されれば、自分は死んでしまいます。しかも、免疫システムがその寄生虫にぴったり合う抗

寄生虫に感染していると、アレルギーを予防できるメカニズム

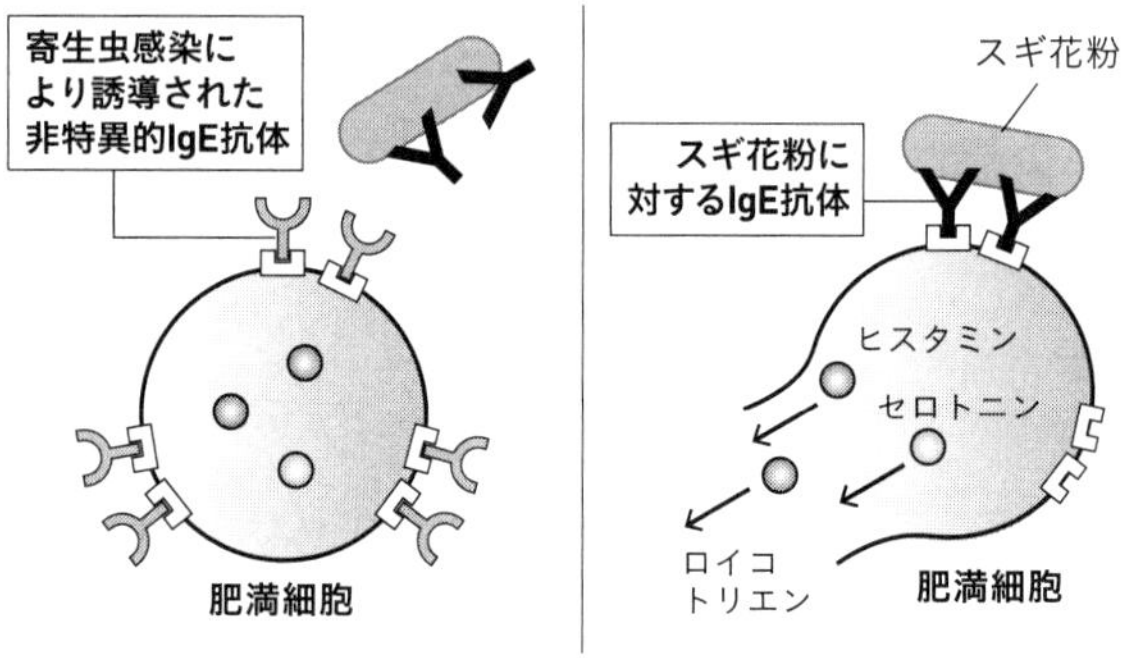

回虫やサナダ虫などの寄生虫に感染していると、肥満細胞を破裂させない不活性のIgE抗体がつくられる。その抗体が肥満細胞を覆うと、アレルゲンと接しても肥満細胞は破裂せず、アレルギー反応は抑えられる。

体をつくり出すようになれば、仲間も二度と侵入できなくなってしまいます。

回虫やサナダ虫の終宿主《しゅうしゅくしゅ》は、人間です。宿主とは、寄生虫や細菌などが寄生、もしくは共生する相手の生物のこと。終宿主は、寄生する生体が生殖行動をとる最終的な居場所です。寄生生物の安楽の地ともいえるでしょう。

回虫やサナダ虫の安楽の地は、人の小腸。そこでぬくぬくと生きるためには、抗体を自分にとって無害なものに変える必要があります。

そこで、寄生虫は腸内をめぐりながら便をします。免疫システムはその便成分を異物と認識し、さかんに抗体を産生します。この抗体は、正常のIgE抗体とちょっと異なり、ヘンテコなのです。寄生虫を排除しようと働かないのです。活発な反応を起こさないことを「不活性」といいます。寄生虫はわが身を守るため、不活性のIgE抗体を大量に産生するよう、自らの便を使って誘導するのです。

その不活性のIgE抗体は、アレルゲンとなる異物と結合しません。アレルゲンと結合しないのですから、肥満細胞とくっついても破裂させることがありません。

寄生虫に感染していると、不活性のIgE抗体がたくさんつくり出されます。そして、肥満細胞の表面を覆うように付着します。そこに通常のIgE抗体がやってきても、肥満細胞にくっつく場所がありません。しかも免疫システムは、寄生虫のせいで不活性のIgE抗体をつくるのに忙しく、スギ花粉やダニが侵入してきても、IgE抗体をつくる余裕がありません。結果、肥満細胞は破壊されず、つらいアレルギー症状も生じないのです。

アレルギーの特効薬を見つけたい

こうした寄生虫とアレルギーの関係を突き止めるため、私は犬の心臓にすむフィラリアという寄生虫を材料に研究を行いました。

当時、東京には野犬が多く、フィラリアを持っていました。順天堂大学の助教授となっていた私は、同大学の心臓外科の先生たちに頼み込み、犬の心臓にすむフィラリアを大量にもらうことにしました。先生たちが野犬の心臓で研究を行っていたからです。

そのとき私は、環境衛生学教室に所属していました。教授は、自分の専門外の研究を、部下が行うことを許さない人でした。しかたなく、教授が帰宅した深夜、実験を行いました。

深夜の研究室はとても不気味です。手伝ってくれる若い研究者もいません。たった一人、フィラリアを洗ってはハサミで切り、すりこぎで細かくして分析するという実験を、夜な夜なくり返す日々。今にして思えば、そんな私の姿ほど、不気味なものはなかったかもしれません。いったい何キロのフィラリアをすりつぶしたでしょう。気の遠くなるような果てしない作業をもくもくと行っていました。

給料はとても安いのに、研究に時間がかかるので、アルバイトもできません。3人の子どもだけはなんとか食べさせなければと、「何か送ってほしい」と実家に頼むと、届いたのはそうめん。ゆでて目の前に出されたそうめんは、フィラリアとそっくりです。以降、いちばん嫌いな食べものはそうめんになりました。

それでも当時の私には「思う一念岩をも通す」という強い信念がありました。たくさんの人が苦しむアレルギーの特効薬を見つけ出したかったのです。

3年後、ようやくフィラリアからアレルギーを抑える物質を発見しました。それは、分子量約2万の糖たんぱくで、フィラリアの分泌・排泄管に存在していました。

私はこの特殊物質を「ＤｉＡｇ」と名づけました。

新薬を開発できたらノーベル賞

「ＤｉＡｇ」は寄生虫の分泌物です。ひらたくいえば、寄生虫のウンコです。それが人の腸内に巻き散らかされると、免疫システムは不活性のＩｇＥ抗体を大量につくり出し、アレルギーを抑えることになるのです。

このことを突き止めた私は、次に、アレルギー薬の開発にとり組みました。「寄生虫の分泌物「ＤｉＡｇ」を薬にできれば、花粉症やアトピー、喘息などを一発で治せるようになる」と、希望に燃えました。

「アレルギーを根治する薬はつくれない」というのが、今の医学の常識です。免疫が起こす病気は、免疫を働かなくすれば治ります。しかし、免疫の働きを止めてしまったら、感染症やがんなどで、人はたちまち命を落とすことになります。ですから、アレルギーを根本的に治す薬はできないのです。

現在のアレルギー治療薬は、症状を抑えるタイプが主流です。基本的には、肥満細胞が破れて飛び出したヒスタミンなどの化学物質を中和する、いわゆる「抗ヒスタミン剤」です。こうしたアレルギー治療薬を飲んでも、症状を一時的にやわらげられればよいほうで、症状を完全に止めることはできません。薬を飲むのをやめると、ヒスタミンが中和されなくなり、症状がすぐにぶり返します。このように一時的に症状を緩和するだけの治療法を「対症療法」といいます。

寄生虫の分泌物「DiAg」の注射１回で アトピーが治った！

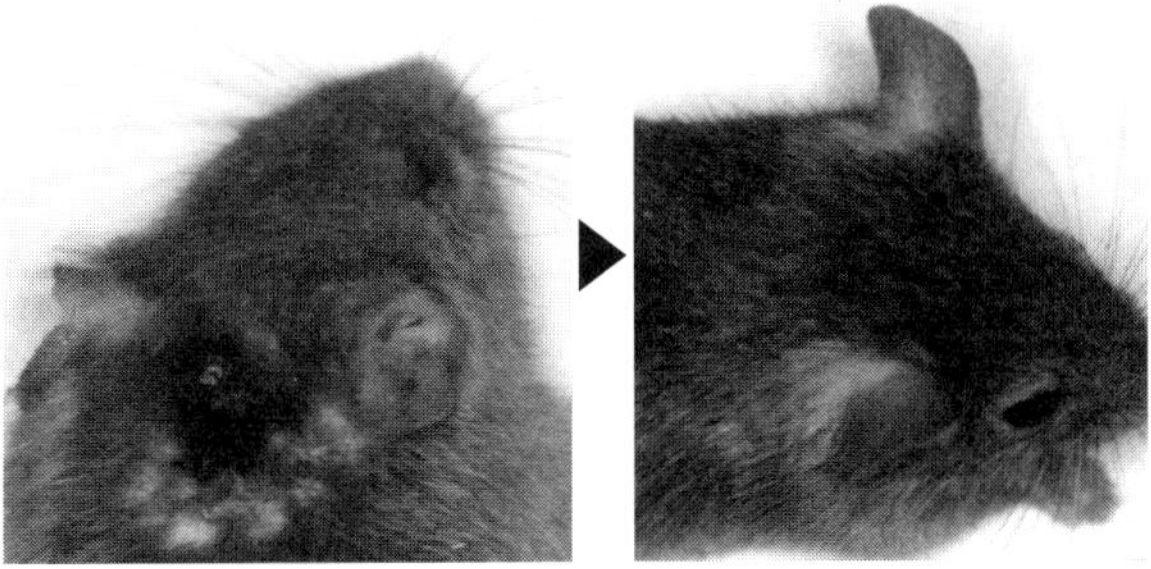

一方、寄生虫の分泌物である「ＤｉＡｇ」は、肥満細胞を破れなくする作用があります。アレルギー反応の根本原因である肥満細胞の破裂を防げれば、アレルギー性疾患は起こりません。つまり、「ＤｉＡｇ」はアレルギーの根本治療を望める新薬となる可能性が高かったのです。「成功すればノーベル賞も夢じゃない！」と私は意気込みました。

研究ではまず、寄生虫の分泌物の遺伝子を読み解きました。

遺伝子を読み解ければ、「遺伝子組み換え」という手法を使って、寄生虫の分泌物を大量に生産できます。ここでは大腸菌を使いました。腸の悪玉菌と知られる大腸菌ですが、その遺伝子を入れると、寄生虫の分泌物と同じ物質をつくり出してくれるのです。

そうやって寄生虫の分泌物を大量につくることに成功すると、次にネズミにアトピー性皮膚炎を発症させ、「D・i A g」を投与する実験を行いました。結果はすばらしいものでした。わずか1回の注射で、重症のアトピーがすっかり治ったのです。

「これは世界的な発見だ！　めげずに研究を続けてきて本当によかった。この薬でどれだけの患者さんを救えるだろう」

そう思うと胸が躍《おど》りました。講演でも、ネズミのこの使用前・使用後の写真をスライドで見せると、場内はたくさんの拍手に包まれます。

けれども、私の夢は実現することはありませんでした。

人の免疫はバランスで成り立っている

私の開発した新薬はアトピーを一発で治しました。けれども、これを薬として使うと、がんを起こしやすい体質になってしまうことがわかったのです。看過できない重大な副作用でした。

免疫はバランスが保たれてこそ正常に力を発揮する

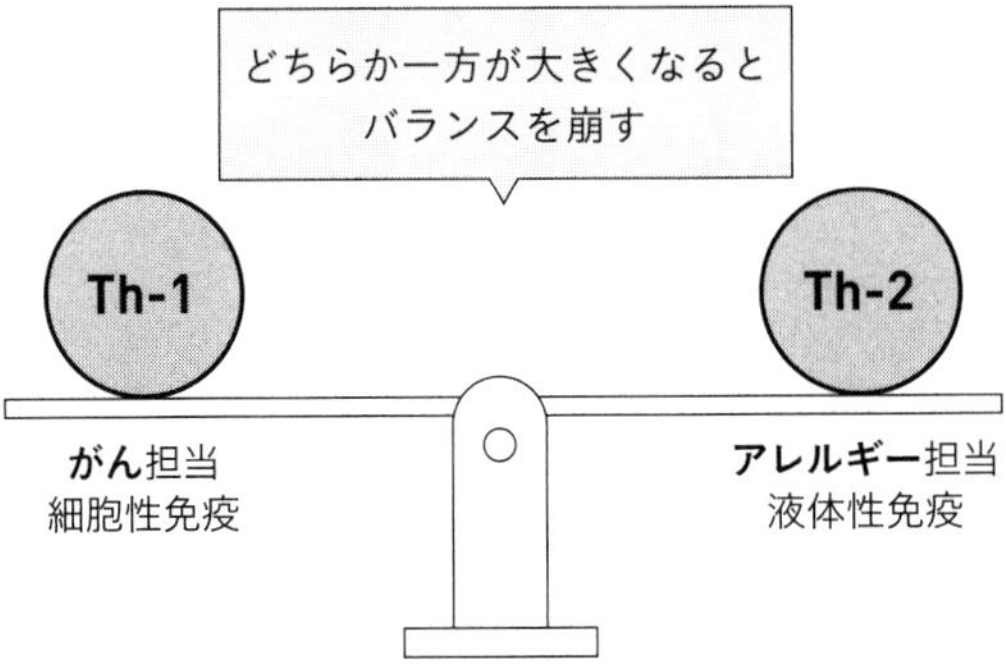

寄生虫の分泌物「DiAg」を投与するとTh2が強大になりアレルギーは治るが、Th1が小さくなってがんになりやすくなってしまう。

新薬でアレルギーを抑えると、なぜ、がんが起こってしまうのでしょうか。「アレルギーの改善には、免疫のバランスが大事」といいます。新薬には、この「免疫のバランス」を崩す作用がありました。

免疫の司令塔であるヘルパーT細胞には、「Ｔｈ１」と「Ｔｈ２」という２つのグループがあります。免疫はこの２つのバランスが重要です。

Ｔｈ１は、細胞を使って免疫反応を誘導する「細胞性免役」を担当します。

たとえば、風邪のウイルスが侵入してきたとき、キラーＴ細胞などを放出してウイルスを攻撃し、風邪を治します。さらに、がん細胞をNK細胞と協力して破壊するという重要な働きも担っています。

一方、Th2は血清中の抗体を使って、「液性免疫」の反応を誘導します。たとえば予防接種で感染症を防げるのは、Th2を刺激してその病原体に対応する抗体をつくり出すからです。それによって病原体が侵入してきたとき、いち早く抗体がつくられ、病原体の繁殖を防ぎます。このTh2がアレルギーの発生に関与しています。

私の開発した新薬には、Th2の力を強大にする作用がありました。このため、それを投与するとアレルギーは一発で改善します。しかし、Th1とTh2はシーソーの関係です。薬の作用でTh2ばかりを強大にさせた結果、そのぶんTh1が小さくなってしまったのです。Th1が小さく弱くなれば、がんはおろか風邪も防げなくなります。

反対に、Th1の力ばかり強くして、Th2を小さくしてしまうとどうなるでしょうか。がんや風邪などは防げても、たちまちひどいアレルギーを起こすことになるのです。

アレルギーは西洋医学では治せない

寄生虫の分泌物を新薬として投与すると、アレルギーは治るけれども、がんを引き起こしてしまう。それならば、Ｔｈ１を大きくする薬を開発し、両者を同時に投与したらどうだろうか。私はその可能性を探りました。

そこで次は、寄生虫からＴｈ１を刺激する物質を探し出すことにしたのです。その成分を見つけ出し、マウスに注射しました。すると、それに対する抗体がつくられるようになってしまったのです。免疫がその成分を非自己と判断し、破壊してしまうのです。結局、この物質を小腸に直接入れないとダメだとわかりました。理論上は、小腸にチェンバーという箱を入れ、そこから抗原物質を吸収するようにすれば可能です。しかし、現実問題としてそんなものを小腸に埋め込むことはできません。

十数年もの気の遠くなるような研究は、ここで幕を閉じました。そうして明らかになった最大の真実。それは、免役バランスを薬で整えることはできない、ということです。そう思うと、昔から人の腸に共生していた寄生虫は優秀です。人体の免疫バランスを整えつつ、Ｔｈ１もＴｈ２も一緒に向上させる、ということを見事にやってのけていました。アレルギーもがんも防ぐという寄生虫の恩恵を、日本人は得てきたのです。

西洋医学では、一つの薬で一つの症状を治すことを基本とします。「病因さえ発見すれば、すべての疾病の予防と治療は、おのずから解決される」という思想が、おおもとにあるからです。このような「単一要因説」は華々しく発展し、世界中に広がりました。けれども、この考えに限界があることは、現代の私たちが、すでによく知っています。がんやアレルギーなど、免疫が起こす病気に西洋医学は無力です。実際に今、多くの人を苦しめているのが、そうした「薬では治らない病」。複雑な環境に住むたくさんの人間の疾病原因を一律一様に求め、薬で抑え込もうとすることには無理があるのです。

一方、主として中国で続いてきた東洋医学は、疾病と人を一体のものと考えます。自然のなかで、人や疾病をとらえます。「人は自然と一体である」としているのです。

この考え方からいえば、寄生虫も細菌もウイルスも自然の産物であり、私たちとも一体ということになります。西洋医学では排除の対象となる彼らは、東洋医学では一体ととらえられるのです。実際、アレルギーやがんなど免疫力の低下から起こってくる病気には、そうした東洋医学的な考え方が必要なのです。

ここがポイント

●昔から人と共生してきた寄生虫には、アレルギーもがんも防ぐすごい働きがあった。

●病気だけを見て人全体を見ない現代医学に頼りきっていては、アレルギーを治せない。

日本人のアレルギーは回虫が抑えていた

日本人と回虫の仲を断ち切ったマッカーサーの罪

日本人は縄文の昔から〝虫持ち〟でした。回虫だけでなく、ギョウ虫やサナダ虫などの寄生虫をおなかのなかで〝飼って〟いたのです。それらの寄生虫とうまく共生しながら、アレルギーを防ぐという恩恵を受けていました。

日本人が虫と上手につきあっていたことは、日本語にも表れています。

日本語には「虫」のつく慣用句がたくさんあります。「虫がいい」「腹の虫が治まらない」「虫が好かない」「虫がつく」「虫の知らせ」「虫の居所が悪い」「虫も殺さぬ」など。「体にすみつく虫も自分自身の一部」とおおらかにとらえていました。そして、自分にちょっと都合の悪いことが起こると、「おまえをいちばん愛しているが、浮気の虫がどうにも悪さをするのだ」と虫のせいにし、難を逃れていました。そうして虫と助け合いながら、生きることを楽しんでいました。

ではなぜ、回虫というすてきな仲間との共生を、日本人は捨てたのでしょうか。

私は終戦翌年の1946年に三重県の明星小学校に入学しました。小学校時代、年に3～4回、回虫駆除日がありました。

その日は朝から用務員室の大釜で海人草《かいにんそう》という熱帯の海草がグツグツと煮られ、独特のにおいが学校中に充満しました。その臭くて苦い煮汁をコップに2杯、全員が鼻をつまみ、涙を流しながらいっきに飲み干すのです。飲んだあとはふらふらになり、目の前が黄色になります。でも、夜には、有効成分のカイニン酸が効いて回虫が肛門に下りてきました。それをお尻からツルツルっと引っ張り出すのです。

回虫は洗って翌日学校に持っていきます。いちばん長いのを提出すると1等賞、もっともたくさん提出すると最多賞として、ノートや鉛筆などの賞品をもらえます。当時の吉田茂首相は、回虫を多く持ってきた子には賞品を与えるという政策をとっていました。

ですから、回虫駆除日の翌日は、小学校の教壇は回虫が山のように積み重なりました。犬の回虫まで持ってきて、「オレのケツから出てきたんたぞ」と自慢げに教壇に置いていった者もいました。たとえ大好きな女の子が回虫を置いても、誰もなんとも思いませんでした。当時は児童全員みんなが回虫持ちだったから、「当たり前」だったのです。

そのころ、日本人の回虫感染率は70パーセント超。それを連合国軍総司令部のマッカーサーは「不潔」ととらえたのです。「日本人は回虫に感染している。なんて不潔な国だ」と抗議され、吉田首相は慌てて寄生虫予防法を制定し、集団駆虫作業を開始したのです。その政策は効果てきめん。日本人の寄生虫感染率は60年代で20パーセント台、70年代で2パーセント台、80年代になると0・2パーセント台まで落ち込みました。

60年代以降、回虫の感染が「珍しいこと」となったころから、日本の超清潔志向に拍車がかかります。回虫感染は「不潔にしている証し」と誤った解釈がなされ、小学校の検便で回虫感染が見つかると「回虫野郎」といじめの対象になったのです。

日本人と回虫は「復縁」できない

今、日本には回虫に感染している人がほとんどいません。「アレルギー予防のために回虫に感染したい」といっても、日本にいてはほぼ無理です。

たとえば、私が回虫に感染したとしましょう。メスは一匹あたり毎日約20万個の卵を小腸で産みます。卵は大便に混じって排泄されます。その卵を何かの拍子に飲み込んでも感染はしません。新鮮な大便の回虫卵は未発達だからです。それが感染可能な成熟卵になるには、1週間以上地表に放置されなければいけないのです。水洗トイレの国・日本にあって、回虫卵を含んだ大便が地表に1週間も放置されることは起こりえません。

反対に、インドネシアなど水洗トイレが一般家庭にまで普及していない国を旅行すると、約5パーセントの人が回虫を日本に持ち帰ります。

つまり、回虫感染は、大便がそのまま地表に放置されていることの表れ。昔の日本で回虫の感染率が高かったのは、人糞を畑の肥料として有効活用していたからです。

昔から日本は、下肥（人の糞尿を肥料にしたもの）を使って畑を耕していました。回虫の卵は大便と一緒に外に出て、畑に放たれます。その卵が野菜にくっついたまま人体に戻るという生態サイクルがあったので、日本人は年がら年中、回虫持ちだったのです。

ただしかつての日本人は、生の野菜を食べる習慣を持ちませんでした。せいぜい浅漬けまで。葉物野菜はおひたしにするのが通常でした。ですから、一度に多数の回虫をおなかに入れることはなかったのです。ほどほどに飼って、上手に共存していました。

ところが戦後、占領軍は、日本の野菜を生のままサラダにして食べたのです。大便を肥料としていないアメリカでは、生野菜をサラダで食べる習慣がありました。

回虫の感染経験のない人が、突然、大量の回虫をおなかに入れると、大変なことになります。不活性のＩｇＥ抗体を持っていないので、回虫が入ってくると、これを敵と判断した免疫が強く反応し、腹痛や発熱などの炎症を引き起こすのです。日本に駐留したアメリカ人たちは突然、回虫持ちになり、七転八倒の苦しみを味わったことでしょう。

ただ現在も、日本での回虫感染の例がゼロになったわけではありません。１９９０年前後には、農薬の危険性が問題視される一方で、有機栽培野菜に人気が集まったことがありました。このとき、家畜や人の糞尿を非加熱のまま堆肥として使う畑が現れました。結果、10匹以上の多数感染のケースが急増したのです。

「人糞尿は加熱して使って」と新聞の記事などで私たちがキャンペーンを行った結果、１９９０年を境に多数感染の症例は減りました。でも、10匹以下の少数感染例は今も見られます。原因の一つは、生鮮野菜の輸入量の増加にあります。海外渡航歴もなく、有機栽培野菜にも興味がないのに、回虫に感染した場合は、卵が付着した輸入野菜が原因と考えられるでしょう。輸入したキムチを食べた人に回虫感染が起こった例もあります。

「回虫がアレルギーを防いでくれるならば、感染はむしろラッキーでは」

そう考える人もいるでしょう。しかし、日本人はすでに回虫との共生関係を断ち切っています。かつてのアメリカ軍と同じ状態にあるということです。もしもおなかに入れてしまえば、激しい免疫反応を起こしかねません。とてもつらい思いをするはずです。

しかも、感染経験のない人がある日突然感染してしまうと、回虫が増えすぎてしまったり、体内で暴れてしまったりすることがあります。実際、現代の日本でも、大量の回虫によって腸閉そくを起こした例、肝臓に入り込んでしまった例、小腸を破って腹膜炎を起こした例、総胆管に迷入してすい臓炎を起こした例などが報告されています。

一度断ち切った縁を戻すことは、人間どうしでも難しいもの。相手が虫となればなおのこと困難なのです。

15年間、サナダ虫を飼ってみた

寄生虫にはアレルギーを抑える力が本当にあるのか。そのことを実証するため、私は自分自身の腸でサナダ虫を飼った経験があります。

私には寄生虫の感染経験があります。子どものころは大変な回虫もちで、自慢ではありませんが、1等賞も最多賞も何回も獲得しました。ですから、私にとって、寄生虫感染は怖いことではないのです。

話を少し戻しますが、カリマンタン島の初滞在から帰国後、私自身は東大の伝染病研究所から米国テキサス大学、順天堂大学、金沢医科大学、長崎大学とわたり歩きながら、研究を行っていました。１９８７年春、東京医科歯科大学の学長になっていた恩師から「おまえはうちの教授に決まった。東京に戻ってこい」と指令が下り、母校に帰りました。

寄生虫に存在しているアレルギー抑制物質の遺伝子や分子構造を確定したことで、その成果がアメリカの科学雑誌『サイエンス』にも紹介されました。最初のカリマンタン島滞在からすでに20年以上が過ぎていました。

一方で私は、寄生虫がアレルギーを抑えるしくみを日本アレルギー学会で16年間も発表し続けました。けれども私の学説は、完全に無視されました。「寄生虫がアレルギーを防ぐはずがない」と見向きもされなかったのです。それなのに、「藤田はヘンな人間だ」というウワサばかり広がり、ちょっとした有名人になってしまったのです。

「こんな日本の医学界で発表を続けていても、むなしいだけ」

　捨てばちになっていた94年、講談社の編集者に強くすすめられて書いた本が『笑うカイチュウ』。この本は予想に反し、ベストセラーになりました。

　その後は、本の執筆や新聞や雑誌の連載などで、寄生虫と人間のおもしろくて不思議な関係について、一般の人たちに向けて発表し続けました。

　すると、テレビ出演のオファーがくるようになりました。その一つ、テレビ朝日の『サンデープロジェクト』への出演。ここが私の転機ともなりました。

「インドネシアの子どもたちにはアトピーや喘息がない。彼らは回虫にかかっているからだ。回虫はアレルギーを抑える」

　そう話すと、例の怖い司会者が私にかみついてきました。

「寄生虫がそんなに人にいいことをしているというなら、あんたは寄生虫を飼っているのかい。飼っていないなら、話にならん」

　生放送の最中です。あまり緊張することのない私ですが、このときばかりは彼のあまりの剣幕にタジタジとなり、うなだれるしかありませんでした。収録後、番組プロデューサーが、慌てて私に近づいてきました。「今後この話をするときには、虫を飼ってからにしたほうがいいですよ」と忠告されたのです。

ここまで言われて、研究者魂に火がつかないはずがありません。

研究室に戻ると「どの虫をおなかに入れようか」と思案し、サナダ虫がもっともふさわしいという結論に達しました。サナダ虫は一日に20センチも成長しますが、人体に悪さをしません。そのうえ、アレルギーを抑える物質をたくさん持っています。

私は、腸のなかでサナダ虫を飼い始めました。サナダ虫の寿命は約2年半。トータルして5代、15年にわたってサナダ虫を飼い続けました。

しかしそれだけでは、寄生虫がアレルギーを抑えたという証明にはなりません。「アレルギーを発症し、改善した」という事実が必要です。ですから、まだ寒い春先に日光へ出かけ、ビニール袋いっぱいにスギ花粉を集めて持ち帰りました。そして、スギ花粉症を発症するまで、毎日のように吸い込み続けました。そうやって見事、スギ花粉症を発症しました。しかも、相当に重度の状態です。鼻はズルズル、涙はボロボロ。夜も眠れません。「研究の成果を証明するため」とはいえ、相当に過酷な日々でした。それでも薬は飲めません。飲んだら、「寄生虫がアレルギーを抑制する」という証明ができなくなるからです。「腸によい食生活」もしません。「食生活をよくしたから治ったのでしょう」と言われても困るからです。対策はサナダ虫をおなかで飼っているだけ。結果、見事、スギ花粉症は改善されました。免疫力は高くなり、アレルギー反応も起こらなくなりました。自らの身体で「寄生虫はアレルギーを抑える」という結果を得たのです。

ただし、症状が出なくなるまで、7～8年もかかりました。寄生虫感染には、私が開発した新薬のように、一発で治す強力な作用はないのです。アレルギーの改善は一朝一夕にできることではなく、時間をかけて免疫力を高めていくなかで、少しずつ実現していくもの。このことも、自らの人体実験によって私は確認したのでした。

アニサキス症もアレルギーの一種

寄生虫は、人の仲間ばかりではありません。それ以上に敵もいます。敵となる寄生虫を身体に入れると、大変なことになります。

たとえば、最近話題のアニサキスは、サバやイカに多く寄生する虫です。アジやサンマにもいますし、九州地方ではイワシ、北海道ではオヒョウやタラなどが感染源になります。これらの魚介類は中間宿主で、終宿主はイルカやクジラなどの海棲哺乳類です。魚介類にいるアニサキスはまだ幼虫で、終宿主のおなかに入って親虫になる日を待っています。ところが、それを誤って人がとり込んでしまうと大変です。幼虫は人の体内では親虫にはなれずに驚き、胃壁や腸壁に頭を突っ込んでしまうのです。

でもなぜ、あんなに小さな頭に突っ込まれただけで、大人が身もだえるほどの腹痛が起きるのでしょうか。それは、アニサキスという虫に対し、人の身体がアレルギーを起こすからです。アニサキスの幼虫一匹が胃壁に頭を突っ込むと、その胃壁にアレルギー反応が起こり、胃の粘膜全体に急激な痙攣《けいれん》が走って、それが猛烈な痛みとなるのです。

つまり、アニサキス感染で腹痛を起こすのは、何度もアニサキスの幼虫を飲み込んだ経験があり、抗体がつくられてしまったということ。よって、アニサキス症になるのは、日ごろから魚を生でよく食べる人に限られます。

こうしたことが起こるのは、人が他の動物を終宿主とする寄生虫を体に入れてしまうことが原因です。たとえば北海道で流行している寄生虫エキノコックスは、キタキツネのサナダ虫です。キタキツネの体内にいるときには、終宿主であるキタキツネを守ります。けれども、宿主でない人間に入ってきてしまうと、非常に怖い虫になります。

このように、**寄生虫は宿主とする生物の体内にいるときには、宿主を守る働きをします。けれども、そうではない生物がそれを飲み込んでしまうと、アレルギーを引き起こす**など、暴れん坊になってしまうのです。

なお、アニサキス症は「食べ方」で予防できます。

いちばん確実な方法は、加熱すること。刺身で食べたいなら、マイナス20度で24時間以上冷凍することです。天然の魚を冷凍せず刺身で食べるときには、腕のよい魚屋さんにさばいてもらいましょう。アニサキスをきれいに除去してもらう必要があります。目に見える虫ですので、口に入れる前に刺身を一度眺めてみるのも大事です。

アニサキスは、身体に傷がつくと死にます。死んだアニサキスは、アレルギー反応を起こしません。ならばよく噛んで食べればよい、と思うでしょう。ただ、何回噛むとアニサキスを殺せるのか、という科学的なデータはありません。

それでも、よく噛んで食べるに越したことはないでしょう。私は、天然の魚を刺身で食べるときには、1切れ30回は噛みます。せっかくのおいしいものを数回噛んだだけで飲み込んでしまってはもったいない、と貧乏性の私は思うのです。

ここがポイント

●いったん断ち切られた回虫との良好な関係は、元に戻すことはできない。

●アレルギーの改善は一朝一夕にならず。時間をかけて免疫力を高めていき、焦らずに改善していこう。

身体にすみつく細菌が、アレルギーを防いでいる

「細菌＝バイキン」ではない

今の日本にあって、寄生虫を腸に入れるのは現実的ではありません。いくらアレルギーを抑えたいからといって、それはできないのです。では、どうすればよいでしょうか。

私たちの体内には、まだ大切な仲間が共生しています。細菌です。

のちの研究によって、アレルギー反応を抑えているのは、寄生虫だけではないことがわかりました。私たちの身体には、たくさんの細菌が寄生しています。彼らもまたアレルギーを抑えるために働いてくれているのです。

人の腸には約２００種１００兆個もの腸内細菌がいます。皮膚や口腔、鼻腔、膣など全身にも常在菌がいます。人はこの世に誕生した瞬間から露出した体表と消化管に微生物をすまわせ、壮大な細菌叢《そう》を築きます。それを「マイクロバイオーム」と呼びます。

マイクロバイオームとは微生物の生態系を意味し、叢は「草むら」という意味です。

寄生虫との共生を断ち切った日本人にとって、アレルギーを抑えるにはマイクロバイオームの働きが欠かせません。健康を保つうえで、なくてはならない存在です。

ところが、そんな大切な共生菌までも、「細菌＝バイキン」との誤った考えで、排除の対象としている人が大勢います。身の回りにいる細菌も、マイクロバイオームには重要です。私たちに共生する細菌は、外にいる仲間の菌と接触することで、働きを活性化し、数を増やすことがわかっています。しかも、免疫力の増強に働いてくれます。

「バイキン」とは病気を起こす細菌を表すならば、私たちの身の回りにいる細菌は、バイキンではありません。なかには、人の免疫力が弱っていると悪さをするものもいます。でも、免疫力が整っていれば、なんの問題もない程度の細菌です。ほとんどはマイクロバイオームを育て、その生態系を豊かにするものです。そもそも衛生環境の行き届いた日本にあって、私たちの身の回りにただちに命を奪うような微生物はいないのです。

マイクロバイオームなくして、健康を守ることはできません。アレルギーを予防・改善するためにも、マイクロバイオームの活用が、最大かつ最高の方法となるのです。

人と細菌は運命共同体

人が大自然で多種多様な動物と共存していた時代には、たくさんの恐ろしい病原体が身近にいました。他の動物を宿主とする微生物が周りに多くいたからです。微生物とは、前述したように好適宿主とする生物の体内では、その生物の健康を守る働きをします。しかし、宿主としない生物に侵入すると、共存のしかたがわからず、病気を起こす原因になるのです。

みなさんが冬になると恐れるインフルエンザもその一つです。

ウイルスは単独では仲間を増やせません。他の生物の細胞に入り込み、そこで仲間を増やします。仲間を楽に増やすには、自らの生存に適した好適宿主の存在が大切です。ですから、好適宿主とは良好な関係を結び、その健康を守ってあげています。しかし、他の生物に入り込んでしまうと、病原性を発揮することになります。

インフルエンザウイルスも、もともとは鴨などの水鳥を本来の宿主としていました。鴨が「カモン、カモン」と言ったかは知りませんが、鴨とは仲がよく、鴨の身体を守っています。しかし、家畜化したニワトリに伝染すると、ニワトリを全滅させます。人に感染しても、怖いウイルスになります。

また、世界一危険と言われるエボラウイルスも、人にとっては致死率の高い恐ろしい敵です。ですが、好適宿主であるコウモリの体内ではなんの悪さもせず、むしろコウモリの健康を守る働きをしているのです。

このように、生物はそれぞれに共存する相手がいます。私たち人間にとっては、マイクロバイオームこそ唯一無二の仲間であり、繁栄するときも衰亡するときも運命をともにする運命共同体なのです。

かつて、鳥インフルエンザを地球からなくそうといった学者がいました。こんな横暴な話はありません。「人+マイクロバイオーム=人間」であるように、鳥にとっては「野性の鳥（家畜化していない鳥）+鳥インフルエンザウイルス=野性の鳥」。自分たちを病気から守るため、他者の共生を壊そうとする横暴さが、「健康」というものへの目を曇らせます。そんな人間の愚かさが、自らの健康を守る細菌さえ、薬剤で排除してしまう暴挙を引き起こすのです。

免疫力の約7割が腸にある

人類が誕生したのは約７００万年前。常に外敵からの攻撃を受け続けながら、人の身体は進化してきました。恐ろしいのは病原体ばかりではありません。体内の細胞が突然変異して発生するがんなども、私たちの身体を攻撃してきます。

そうした闘いのなかで人体に備わったのが、免疫システムです。その担い手となる**免疫細胞は、約7割が腸に集まっています**。なぜでしょうか。

腸を含む消化管は、口から肛門まで１本の長い管です。人の身体は、たとえてみれば長い〝ちくわ〟のようなものです。ちくわの内側の空洞の部分は、空気のようでちくわの一部。消化管の内側も、外界と接する部分でありながら、人の身体の一部です。そのため、消化管は「内なる外」とも言えるでしょう。

異物は、外の世界から体内に侵入してきます。消化管には、栄養や水分と一緒に病原体も運び込まれます。「清濁あわせ呑む」といいますが、消化管はまさに栄養も毒もバイキンもみんな飲み込む場所。ただし、病原性を持つものを身体の内側に入り込ませれば、病気が起こります。そこで、人体の約7割もの免疫力が腸に備わりました。

免疫力を発揮する細胞のほとんどは、腸の粘膜に存在します。それが身体全体の免疫システムを支えています。ですから、**免疫力を高めるには、腸を鍛えることが欠かせないのです。**その重大な担い手となるのが、腸内フローラ。私たちの腸にすみつく細菌群です。腸には、約200種100兆個もの細菌がひしめき合い、免疫細胞とタッグを組んで、外敵から身体を守ってくれているのです。

アレルギーを防ぐ3つの条件

人の腸管は、小腸と大腸を合わせると約10メートルもの長さになります。それほど長い管が、おなかにしっかりと収められています。そこには、まるでお花畑のように腸内細菌が棲息しています。腸内細菌叢を腸内フローラと呼ぶのは、細菌類がつくる集落が色鮮やかで、まるでお花畑のように美しいからです。

その美しさは、細菌たちのなわばり争いのたまものです。外から入ってきた細菌には、腸内フローラを形成する細菌たちが、攻撃をさかんにくり返します。そうして病原体などの外敵の侵入をはばんでいるのです。

また、腸内細菌たちは、緊密に連携し、腸の免疫を強くしています。

しかも、腸内細菌そのものにも、免疫力を高める力があります。たとえば、腸内の乳酸菌が増えると免疫力が強くなります。乳酸菌の細胞壁には強い免疫増強因子があって、Ｔリンパ球やＢリンパ球などの免疫細胞を刺激し、活性化するのです。

では、腸内フローラがどのような状態の場合に、アレルギーを防ぐのでしょうか。

それは、**「多種多様な細菌がいること」「細菌の数が多いこと」「乳酸菌などの善玉菌優勢に整っていること」**。この３つの条件が満たされているときです。このとき、腸内環境は良好に保たれ、免疫力が増強されるのです。

アレルギーを防ぐためにも、腸内フローラの３つの条件を整える必要があります。それを実現できたとき、アレルギーを抑える「Ｔｈ２」と、がんや風邪を防ぐ「Ｔｈ１」が、ともに大きく強化されることもわかっています。

Ｔｈ２とＴｈ１のバランスを互いに高い状態に保つには、このシーソーの土台をしっかり築く必要もあります。その土台を築くものこそが腸です。そして、腸の働きを助けているのが、腸内フローラなのです。
反対に、腸内フローラのバランスが崩れると、免疫システムの土台がゆらぎ、Ｔｈ１とＴｈ２のシーソーのバランスも保てなくなります。腸内フローラが乱れることで免疫システムの土台が小さく不安定になって、シーソーがぐらつくのです。この傾きが生じたとき、アレルギー性疾患は起こり、悪化しやすくなります。

ここがポイント

●身体にすみつく細菌や身の回りにいる細菌は大切な仲間。もっと大切に考えよう。
●腸内フローラを「多種多様な細菌がいる」「細菌の数が多い」「乳酸菌などの善玉菌優勢に整っている」という状態に整えると、アレルギーはよくなる。

子どもをアレルギー体質にしていませんか

人の体質は3歳で決まる

腸内フローラの組成は、約3歳までに決まってしまうことがわかっています。私たちは、3歳までに完成したその組成をもとに、免疫力を築いていくことになります。

腸内フローラは免疫力の土台を成すものです。これが3歳までに決まるということは、「アレルギー体質かどうか」「がんになりやすいかどうか」「風邪を引きやすいかどうか」「身体が丈夫かどうか」などの体質が、3歳までに決まっていた、ということです。

腸内フローラの組成は、3歳以降、どんなによい生活を送っても変えられません。でも、あきらめないでください。細菌の数の変動は起こせます。3歳までに決まった腸内フローラの組成をもとに、善玉菌を増やして悪玉菌を減らすという数の変動は自らの力で起こせるのです。そのために必要なのは、生活環境や食事です。

とくに薬剤を使って身の回りの細菌を排除する生活は、腸内フローラに痛手を与えます。腸内細菌は、仲間の菌が外から入ってくると、働きを活性化し、増殖力を高める性質を持つためです。腸内細菌はみな、私たちの身の回りにいる細菌たちの仲間です。そのため、身の回りの細菌が侵入してこないような超清潔な環境にいると、腸内細菌は増殖力を落とし、数も種類も減らしてしまうことになります。

ではなぜ、腸内フローラは身の回りの細菌で構成されるのでしょうか。それは、3歳までに取り込んだ細菌で、腸内フローラの組成が決まるからです。

人はほぼ無菌状態で誕生し、外界に出たとたん、細菌を体内に取り込んでいきます。赤ちゃんが最初に細菌を摂取するのは、経膣分娩の場合、お母さんの産道を通るとき。膣にいる細菌をまず吸い込みます。次に、お母さんは赤ちゃんを産み落とすために、大きく踏ん張ります。そのとき、ちょっと大便をもらします。その大便から、お母さんの腸内細菌を受け継ぐのです。

また、分娩室や医者、助産師、看護師にいる細菌も吸い込みます。お母さんの肌に触れることで、その皮膚にいる常在菌も受け継ぎます。

さらに赤ちゃんはなんでも口にいれ、チュパチュパとなめます。ハイハイするようになれば、床についた手をペロペロとなめ、落ちているものを口に入れます。土や草、虫を口にすることもあれば、それを触った手も平気でなめます。

そうやって身の回りの細菌をたくさんとり入れ、人は豊かな腸内フローラを築いていきます。３歳までは、「キレイ」「キタナイ」の概念がまだありません。大人が「キタナイ」と感じることも、平気でします。そうやって**キタナイことをたくさんして、腸内フローラを豊かに育んでいくのは、人間の本能**ともいえるのでしょう。

第１子はアレルギーになりやすい

「キタナイことはしてはいけません」

「帰ったら、手洗いとうがいをしっかりしなさい」

清潔に熱心なしつけは、子どもをアレルギー体質にしやすくします。

第１子ほどアトピー性皮膚炎や気管支喘息になりやすい、という統計が報告されています。初めての子は、親にとって初めてのことばかりで、とかく神経質になりやすいものです。子どもを病気にさせてはいけないと、超清潔志向に陥りやすいのでしょう。

第1子はアレルギーになりやすい

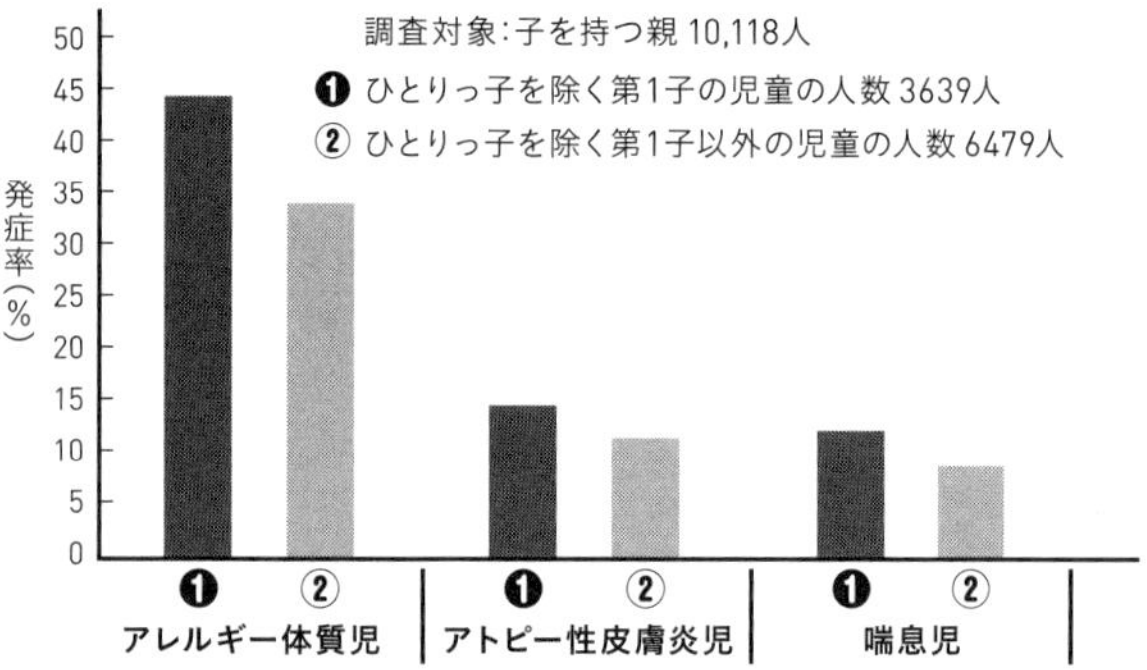

私の研究室に出入りしている編集者の女性もそんなひとりです。

彼女には、3人の子どもがいます。第1子の誕生時、まだ私と仕事のつきあいがなく、「赤ちゃんを病気にさせたくない」と清潔にかなり熱心で、除菌グッズもたくさん使っていました。その子は小学生になる前にひどいアレルギー性鼻炎になりました。

第1子誕生から2年後、2人目の子が誕生しました。ちょうどそのころ、私と初めて仕事をした彼女は、除菌グッズなどをすべて捨て、キタナイことをたくさんする赤ちゃんを「よしよし」と見守りました。適度にキタナイ環境で育てられ、第2子は中学生になった今も、なんのアレルギーも発症していません。

第3子は、第1子と5歳差で誕生しました。母親は超清潔志向をすっかりやめ、散歩に連れていった赤ちゃんが、葉っぱやアリを口に入れても「あらあら」と笑えるようになりました。手洗いやうがいを子どもたちに強制することもなくなりました。第3子はアレルギー体質になっていないどころか、風邪もほとんどひかないそうです。

こうして3人の子どもを育ててわかったことが彼女にはあります。**「子どもは親が神経質にならず、適度にキタナイ環境で育てたほうが丈夫に育つ」**ということです。第1子がひどいアレルギー体質になってしまったのは、腸内フローラの組成を豊かに育んであげられなかったせいと、彼女は今も後悔しています。ただ、腸内フローラの数の変動を起こすために、本書の第3章で紹介するような食事を毎日家族につくっています。そのおかげか、高校生になった第1子のアレルギー性鼻炎はだいぶよくなり、睡眠中にいびきをかくこともなく、風邪もほとんどひかなくなっています。

過保護は子どもをアレルギーにする

ロンドンの公衆衛生専門学校のストラッチャン博士も同じような調査結果を報告しています。彼は、1万7000人以上の英国生まれの子どものアレルギーの発症を研究しました。とくに注目したのは、家族の人数と家族内の位置でした。結果は、長男や長女は次の子どもよりアレルギーになる確率が高いということでした。

子どもの多い家庭では、兄や姉が持ち込んだ細菌やウイルスに感染する機会も多くなります。そのために幼いころから免疫力が高まり、腸内フローラも活発に働きます。それによって2番目、3番目の子にアレルギーが少ないのだろうと博士は報告しています。

親が手をかけすぎるとアレルギーになりやすい、という点では、**「母親が働いていると子どもは、アトピーやアレルギーになりにくい」**という報告もあります。

母親が仕事を持っていると、子は3歳を待たずして保育園に預けられます。

保育園では、大勢の子が一緒に共同生活を送ります。オモチャをみんなで触り、手をしゃぶったり、友だちと手をつないだりしながら、細菌にさらされる機会を自然と増やしています。風邪をひいたり、おなかを壊したりする回数は多くなりますが、そのぶん、腸内フローラは豊かに育ち、幼いうちから免疫力がつきます。それによって、成長してからは丈夫で、風邪をひきにくい体質になり、アレルギーも起こしにくくなるのです。

一方、家庭で母親一人が子育てをしていると、お母さんの目は子どもの一挙手一投足に注がれやすくなります。子どもがテーブルや床に落ちたものを食べようとしたり、スリッパを触った手を口に持っていったりすると「バッチイからダメ！」と注意されます。母親は部屋に除菌スプレーをまき、子どもの触れるものや手を消毒するなどして、一生懸命になります。それは「子どもを守りたい」という愛情の表れでしょう。しかし、残念ながら逆効果です。過保護に育てられると腸内フローラは多様性を失いやすいのです。

本書の出版社の女性編集者も子どものころ、ひどいアトピー性皮膚炎だったといいます。彼女のお母さんも超清潔志向の持ち主で、「キタナイことをしてはいけません」「帰ったら、手洗いうがいをしっかりと」と育てられました。「自分がアトピーで苦しんだのは、そのせいだった」と思い至ったとき、スッキリと理解できたといいます。

彼女は今、子育て真っ最中です。高齢出産だったため心配ごとはつきませんが、過保護にならないよう、キタナイことをたくさんさせて育てています。そのおかげで、アトピー性皮膚炎という同じ苦しみをわが子にさせずにすんでいると、話してくれました。

免疫が腸内細菌のメンバーを選ぶ

無菌状態で誕生した赤ちゃんは、外界に飛び出すと、その後、まるでスポンジが水を吸い込むようにたくさんの細菌を体内にとり込んでいきます。しかし、身体はそれを無制限に受け入れているのではありません。細菌は免疫によって強い選択圧を受けています。そして、選ばれたものだけがマイクロバイオームを構成する一員になれるのです。

地球上には、10の30乗もの細菌がいると推計されています。重さにして「5×10の17乗」グラム。これに対し、世界の総人口70億人の総重量は「4×10の14乗」グラム。一つ一つは目に見えない細菌ですが、人間よりはるかに大きな重量を有するのです。

細菌の種類は、現在のところ、80門が発見されています。「門」とは生物の分類階級の一つで、「ドメイン→界→門→綱→目→科→属→種」とわけられます。腸内フローラを構成する細菌は4門のみ。約90パーセント以上が「フィルミクテス門」「バクテロイデス門」「アクチノバクテリア門」「プロテオバクテリア門」の4門で構成されています。

約80門ある細菌種のうち、わずか4門が腸内細菌の90パーセント以上を占める。ここからも、相当に強い選択圧をかけて腸内細菌が選ばれていることがわかるでしょう。

では、何が腸内フローラの組成を決めているのでしょうか。それは抗体です。抗体は異物を排除する武器として働く一方、「腸内細菌を選ぶ」という働きも行っているのです。

これは近年の研究でわかったことです。抗体のなかのIgA抗体には、腸内細菌を選別する働きがあります。**3歳までに腸に侵入してきた細菌のうち、どの細菌を腸にすまわせ、どれを排除するのか、IgA抗体が決めていた**のです。そしてこのIgA抗体は、お母さんの母乳、特に出産後数日間に出る初乳に大量に含まれているのです。

細菌が腸の粘膜にすみつくには、IgA抗体と結合する必要があります。IgA抗体がくっついた細菌だけが、腸内の粘膜にすみつくことが許されます。反対に、結合してもらえなかった細菌は、腸から排除されるのです。

IgA抗体が何を基準に細菌を選別しているのかはわかっていません。しかし、免疫システムに存在を許されたものであることは間違いないでしょう。免疫が寛容するものしか、微生物は生き残れないのです。ただし、免疫力が十分でないと、この選別能力に弱さが出て、よい菌を取り込めなかったり、悪い菌を多くすまわせてしまったり、ということが起こってくるのです。

つまり、「幼い子にキタナイことをさせて、悪い菌が身体に入り込まないかしら」と親が心配する必要はない、ということです。腸内細菌の選別をするのはIgA抗体。その選別能力が誤った方向に働かないよう、免疫力を高めてあげるのが親の役割。そのためには、多種多様な細菌を摂取できる環境で免疫力の強化を図ってあげることです。それがゆくゆくは、アレルギーを防ぐことにつながっていくのです。

ここがポイント

●腸内フローラの組成は3歳までに完成し、体質の方向性も決定づけられている。
●3歳までに組成の決定した腸内フローラを、その後立派に育てるには、身の回りの細菌をとり込めるようなほどよくキタナイ環境が大事。

第2章
「腸もれ」がアレルギーを悪化させる

「腸もれ」を起こしていませんか

「善良な細菌」を目覚めさせよ

マイクロバイオームのなかで病気との関係をもっとも研究されているのが、腸内フローラです。アレルギーに加え、肥満や動脈硬化、糖尿病、認知症、がん、自閉症などの疾患に腸内細菌が関与していることが明らかになってきました。**「あらゆる病気のもとには腸内フローラの異常がある」**とする考えが、世界的に広がってきています。

生後3年で決定した腸内フローラの組成が、もしも貧弱ならば、食事や生活の工夫で数の変動を起こすことが、アレルギーの改善には欠かせません。反対に、立派な腸内フローラを持っていても、食事や生活の状態が悪ければ、宝の持ち腐れになります。

アレルギーを改善するには、今ある腸内フローラを育てることが大事です。では、「腸内フローラを育てる」とは、どういうことでしょうか。

3歳までに約100兆個からなる腸内フローラが完成し、約200種類もの異なる細菌がすみつきます。しかし実際には、２００種類の細菌のうち、全体の多くを占めているのは数十種類です。残りは、他の勢力に押されて身を潜めています。

このおとなしくしている細菌たちのなかで、善良な細菌の働きが重要です。彼らを活性化させ、増殖力を高めてあげましょう。なおかつ、多種多様の細菌が元気で、全体の総数も多い状態が理想です。これが「腸内フローラを育てる」ということです。

腸内フローラの組成は変えられなくても、腸内フローラを育てることは、今日から、誰にでもできることなのです。

「腸もれ」がアレルギーを悪化させる

「腸内フローラを育てる」という日々のとり組みをおろそかにすると、「腸もれ」という状態が起こってきます。腸もれは、現代人の約９割が起こしていると考えられる腸のトラブルで、アレルギーの悪化を引き起こす最悪のリスクファクターです。

では、腸もれとはどのようなトラブルなのでしょうか。

腸壁を築く粘膜細胞は、人体でもっとも新陳代謝のスピードが速いという特徴があります。人の体細胞は、たえず新旧を入れ替えながら、組織の働きを保っています。これを新陳代謝といいます。たとえば皮膚の新陳代謝のスピードは28～56日。これに対し、腸の粘膜細胞はわずか1～2日で入れ替わります。

このスピーディな新陳代謝を支えているのが、腸内細菌です。**腸内細菌は粘膜細胞の間にびっしりとすみつき、細胞の生まれ変わりを支えています。**

では、腸内フローラが貧弱で細菌の数も少ないと、どうなるでしょうか。細胞の新生がうまくいかなくなります。こうなると大変です。細胞間の連結がゆるんですき間が開きます。すると、腸壁に目に見えないほど細かな穴が開いてしまうのです。

この腸のトラブルが腸もれです。欧米では「リーキーガット・シンドローム」と呼ばれます。「リーキー（Leaky）」は「もれる」、「ガット（Gut）」は「腸」という意味。直訳すると「腸もれ症候群」となります。「心身にさまざまな不調を引き起こすトラブル」「多くの重大な病気につながる可能性の高いトラブル」として欧米を中心に注目が集まっています。年間1000件以上もの論文が発表されているほどです。

日本でも、徐々に認知度を高めてきました。ただ、「腸に穴が開くなんて、そんなバカなことがあるか」と否定的な医師もいまだに大勢います。しかし、リーキーガット・シンドロームを表す医学用語の「過剰腸管透過性」という言葉は、１００年以上も前から医学文献で解説されてきたものなのです。

現在、文明的な生活を送っている人は、程度の差はあるにしろ、少なからずリーキーガット・シンドロームを起こしている、と見られています。なかでも、アレルギー症状の重い人は、この腸トラブルを持っていると考えてよいでしょう。腸に細かな穴が開いていると、アレルギー症状が強く現れるようになるからです。

腸内細菌が身体に入り込む

リーキーガット・シンドロームと呼ばれる腸トラブルを、「腸もれ」と私が名づけたのは、日本でももっと広く知れわたってほしいと願っているからです。

ではなぜ、腸もれは起こるのでしょうか。それは、腸の働きと構造のためです。

小腸は、栄養素の入り口です。その長さは約6メートル、腸壁はたくさんのヒダ状構造で、栄養素をむだなく吸収できるようになっています。

腸壁の表面は「絨毛《じゅうもう》」と呼ばれる無数の突起で覆われています。まるでやわらかな高級じゅうたんのようです。この絨毛には、「微絨毛」と呼ばれるさらに細かな突起がたくさん生えています。栄養素の吸収はこの表面から行われます。

ただし、栄養素はそこから無秩序に染み込むのではありません。糖、アミノ酸、ペプチド、ビタミン、ミネラルなど、腸で小さく分解された栄養素には、それぞれ専用のとり入れ口「トランスポーター」があります。水でさえ、専用のトランスポーターがあります。このように栄養素の吸収は、厳密にコントロールされています。反対に、体内で必要とされない栄養素や異物はとり込まれず、大便となって排泄されます。

こうした腸のすばらしい選別機能は、「神の手」とも呼ばれます。

腸もれはこの精密なシステムを破綻させるトラブルです。小腸には、外から入ってきたたくさんの異物が詰め込まれています。腸もれを起こしていると、腸管の細かな穴から未消化の栄養素や外から侵入した細菌、有害物質などが、体内へもれ出てしまうのです。神の手の選別機能が、役割を果たせない状態といえるでしょう。

しかも、腸もれを起こしていると、腸内細菌まで体内に入り込んでしまいます。

「人の血液中を生きた腸内細菌がめぐっている」

２０１４年、順天堂大学とヤクルト中央研究所の研究グループは研究結果を公表しています。糖尿病患者の50人中14人、健康な人の場合でも50人に２人の血液中から生きた腸内細菌が見つかったというのです。本来腸にいるはずの腸内細菌が血液中をめぐっている。腸もれを起こしていなければ、こんなことは起こるはずがないのです。

腸もれが食物アレルギーを起こす

腸もれが直接起こすアレルギー性疾患があります。食物アレルギーです。

アレルギーを起こす原因物質は、すべてたんぱく質です。免疫細胞は、アレルゲンのたんぱく質に反応し、攻撃をしかけます。

たんぱく質は肉や魚、卵、大豆だけでなく、すべての食べものに含まれます。ちなみに、スギやヒノキ、ブタクサなどの花粉、ダニにも含まれています。

たんぱく質は粒子が大きいので、神の手が正常に働いていれば、小腸から吸収されることはありません。たんぱく質をとり込むトランスポーターはないからです。たんぱく質は、アミノ酸という最小の成分に分解されたのちに、体内に吸収されます。

ところが、腸もれが起こっていると、細胞の間にあいた小さなすき間を通過できるものは、神の手を介さずとも、するすると通り抜けられるようになるのです。

食品中のたんぱく質は、腸内にあるときには問題を起こしません。けれども、体内に入ってくると、免疫は非自己と認識します。その攻撃のさなか、多くの炎症が引き起こされます。かゆみやじんましん、むくみ、赤み、湿疹などの皮膚症状や、下痢や吐き気、嘔吐、気持ちの悪さなどの消化器症状が起こってくるのです。

食物アレルギーがとくに危険なのは、アナフィラキシーを起こす可能性が高いためです。アナフィラキシーとは「アレルギー反応のうち、生命にかかわる急激な全身性の反応」と定義されます。皮膚症状や消化器症状に加えて、息切れや息苦しさ、喘鳴《ぜんめい》などの呼吸器の症状、目や鼻の症状などに加え、意識がもうろうとしてぐったりするなどの全身症状が急激に起こってくるのです。

さらに、血圧の低下や意識の喪失を起こして倒れてしまう場合を、アナフィラキシーショックといいます。生命に危険が及んでいる状態です。

腸もれは、こうした命にかかわる大変な事態に発展しかねないトラブルなのです。

その頭痛、アレルギーのせいかも

アレルギーには「即時型」と「遅延型」があります。

即時型は、アレルゲンの摂取後短時間のうちに激しい症状が起こってくるアレルギーのこと。アレルゲンが腸からもれ続けていると、免疫が抗体をつくるようになり、やがてアレルゲンをわずかでも口に入れるだけで、激しい症状を引き起こすようになります。このアレルギーを起こすのが、ＩｇＥ抗体です。

前述していますが、ＩｇＥ抗体は肥満細胞とアレルゲンを結びつけ、ヒスタミンという化学物質を放出させます。これによって激しくつらい症状が短時間のうちに現れます。一般に「アレルギー」というと、ＩｇＥ抗体が起こすタイプを指します。アナフィラキシーを起こす食物アレルギーも即時型で、患者数の多いスギ花粉症もこのタイプです。

一方、遅延型はＩｇＧという抗体が起こすアレルギーです。

ＩｇＧ抗体は、ＩｇＥ抗体より分子量が少し小さく、アレルゲンと結合すると時間をかけて体内をめぐり、体組織に沈着します。すると、さまざまな症状が起こってきます。最近、問題になっているのが、遅延型の食物アレルギーです。アレルゲンを口にしてから症状が現れるまで、数時間から数日間もタイムラグがあるのです。

しかも現れる症状は、めまいや倦怠感、片頭痛、湿疹、吐き気、目のかわき、口内炎、肌荒れ、ニキビ、うつ症状、情緒不安定など多岐にわたります。いずれも日常的に感じる不調と重なります。ここが遅延型のアレルギーの難しいところです。アレルゲンの摂取後、時間がだいぶたってから症状が現れ、症状がアレルギー疾患特有のものではないため、「食物アレルギーを起こしている」と自覚できないケースがほとんどなのです。

たびたび片頭痛に悩まされ、ときには仕事に行けないほどつらく、鎮痛剤を手放せずに困っていたら、遅延型の食物アレルギーだったということは珍しくありません。

では、遅延型食物アレルギーかどうかは、どのようにわかるのでしょうか。

もっとも確実な方法は、アレルギー検査を受けることです。ただし遅延型の場合、IgE抗体（即時型）の反応でないため、保険で受けられるアレルギー検査では調べられません。日本アレルギー学会が遅延型のアレルギーを認めていないという事実もあります。学会は遅延型アレルギーの検査結果に「科学的根拠がない」と否定しているのです。

しかし実際に、頻繁に食べているものを控えたら、日常的に感じていた不調が治まったケースはよくあることです。その場合、ＩｇＧ抗体の検査で反応が高く出ます。ある患者さんは、冬になるとめまいが出やすく、口内炎にもよく悩まされていました。あるとき遅延型の食物アレルギーを疑って検査を受けたところ、リンゴに反応が高く出ました。彼女は、「１日１個のリンゴは医者を遠ざける」と大量のリンゴを取り寄せ、冬は毎日１個、食べていたといいます。

遅延型のアレルギー検査は保険が使えないため、少々高額になりますが、アレルギーに詳しい医療機関で受けることができます。思い当たることのある人は、信頼できる医者を探して一度相談するとよいと思います。

「よく食べるもの」がアレルゲンに

遅延型アレルギーを自分で確かめる方法もあります。

日常的に気になる症状が現れたら、何を食べたか２～３日前までさかのぼって思い出すことです。再び症状が出たときにも、数日前までさかのぼって思い出します。2〜3回くり返すと、アレルゲンとなる疑わしい食品をある程度予測できるでしょう。

遅延型の食物アレルギーの場合、「頻繁によく食べるもの」がアレルゲンになっている可能性があります。「大好きだから」「健康によさそうだから」と食べていた食品にIgG抗体が反応することが多いのです。

また、加工食品の原材料に含まれるものがアレルゲンになっていることもあります。ある患者さんは、白インゲン豆にIgG抗体の反応が高く出ました。「なぜだろう」と思ったら、大好きな和菓子の原材料に使われていたのです。

他にも、サプリメントや健康食品などがアレルゲンになることもあります。これらにはさまざまな物質が使われていて、思わぬ成分が混入していることがあるためです。

もし、日常的に口にしているもののなかで、「もしかしたら」と思う食品があれば、まず2週間食べるのをやめてみてください。その後、いつも通り食べてみます。それによって症状が現れたら、食物アレルギーの可能性があります。この場合は、症状が完全に出なくなるまで、食べるのを避けましょう。

反対に症状が現れないのならば、別のものがアレルゲンになっている可能性があります。「健康のため」「大好物だから」「これがアレルゲンになるはずがない」と思っているもののなかに、アレルゲンはあるのかもしれません。

ここがポイント

●日常的に感じるつらい症状は、腸もれが原因になっていることが多い。
●健康によい食品も頻繁に大量に食べていると、食物アレルギーの原因になることも。

腸もれとアレルギーの意外な関係

免疫が「オン」に固定される

免疫システムが働くと、外敵との闘いの場となった粘膜では炎症が生じます。その状態は〝火事〟にたとえられると、前述しました。

たとえば、風邪をひけば、発熱し、のどが腫れて痛くなり、咳や鼻水が止まらず、頭痛や関節痛なども生じます。こうした症状は、免疫細胞が風邪のウイルスと闘って、炎症という〝火事〟を起こしている証しです。炎症は免疫システムが働いている証しであり、これがなければウイルスなどの病原体に身体の細胞が乗っとられてしまいます。

腸もれも炎症を起こします。しかし、腸もれが起こす免疫反応は、これとはわけが違います。アレルギーという奇病を悪化させる原因になってくるのです。

腸もれを起こしていると、腸から非自己の物質がジワジワと血液中に入り込んできます。すると免疫システムは、常にささいな対応を迫られ、「オン」の状態に固定されます。こうなると、身体に入ってくるさまざまな異物へ、免疫が次々と攻撃をしかける態勢が敷かれてしまうのです。

しかも、その異物は病原体など特別なものではなく、身近にありふれたものたちです。アレルゲンの多くは天然のものです。人類が昔から接してきたものたちです。そんな「当たり前」のものに、免疫が攻撃するようになるのがアレルギーです。腸もれを起こしていると、その反応はより起こりやすく、なおかつ激しくなりやすいのです。

スギ花粉もその一つです。「スギ花粉症が増えたのは、戦後、大量のスギが全国的に植林されたため」という人がいます。しかし、スギは昔から日本人の身近にある木で、スギ花粉の飛ぶ地域に住んでいても、昔の人たちはスギ花粉症にはなりませんでした。こうした天然のものにアレルギー反応を起こすようになったのは、人間の体質が変わったことに原因があります。その大きな一つに、腸もれがあるのです。

花粉症は主に鼻腔や目で症状を起こします。一見、腸とは関係ないようにも思えます。しかし、腸もれがなく、免疫力も高い状態で整っていれば、花粉という自然界において「当たり前」のものを免疫細胞が攻撃するという事態は起こらないのです。

「天然の物質＝安全」とは限らない

「化学物質は身体に悪い」。これは周知のとおりです。そのため、「安全のために天然由来のものを選ぶ」と考えている人は多いと思います。しかし、腸もれを起こしていると、天然の物質にまで免疫が過敏に反応し、アレルギーを起こしやすくなります。「オーガニックのハーブティーを好んで飲んでいたら、身体がかゆくなった」「アロマオイルでマッサージしていたら、皮膚に炎症が起こった」とは、よくあることです。

２０１１年に「茶のしずく石鹸」という人気の商品を愛用していた人たちに、小麦アレルギーが起こった事件は、社会問題になりました。この石鹸では、保湿性の高いもっちりとした泡をつくるため、加水分解コムギを使っていました。その石鹸で毎日洗顔するうちに、皮膚や目や鼻の粘膜から加水分解コムギが微量ずつ身体に入り込み、小麦アレルギーを起こしてしまったのです。

最近多いのは「ラテックスアレルギー」です。ラテックスとは、ゴムの木から採取される樹液のこと。天然のゴムはこれを原材料につくられます。一方、ゴムには石油系の合成のものもあります。石油系のゴムより、天然のゴムのほうが皮膚にはよさそうです。ところが、ラテックスは重篤なアレルギーを起こすことがあるとわかっています。

ラテックスを含む天然ゴムを使った製品は、私たちのまわりにたくさんあります。ゴム手袋や絆創膏、ゴム風船、おもちゃ、下着のゴム、スポーツ用品、コンドームなどです。こうしたゴム製品を使っていて、身体に触れている部分が汗をかくと、ラテックスに含まれる水溶性のたんぱく質が溶け出します。そのたんぱく質が、皮膚から体内に侵入してくると、免疫が働いてアレルギーを発症する危険性が高まるのです。

茶のしずく石鹸もラテックスアレルギーも、肌からアレルゲンが侵入して起こります。腸もれとは無関係に思えます。しかし、私はかなりの確率で関与していると考えます。腸もれを起こしていなければ、免疫が過敏に働き、なんでもない天然の物質にアレルギー反応を起こす可能性は低いからです。

アレルギーの「交差反応」とは

ラテックスアレルギーをとくに起こしやすいのは、ゴム手袋やゴム製の医療用品を毎日のように使っている医者や看護師などの医療関係者です。医療現場には、ラテックスを使ったゴム製品がたくさんあります。ゴム製の医療用品を使って、治療をくり返し受けている患者さんも、ラテックスアレルギーを発症しやすくなります。

このアレルギーは、皮膚の炎症だけにとどまらず、全身に広がりやすいという特徴を持ちます。皮膚のかゆみや赤み、接触部分のじんましんから始まり、やがて全身に皮膚症状が広がりやすくなります。悪化すれば、数分のうちに呼吸困難やアナフィラキシーを起こすケースもあります。米国では、死亡したケースも報告されています。

しかも、**ラテックスアレルギーは、食物アレルギーを引き寄せやすい**という性質を持ちます。ラテックスは、アボカドやクリ、バナナ、キウイ、メロン、マンゴー、パイナップル、桃、トマトと交差反応を起こしやすいのです。

植物の場合、異なる科目や種目でも、そこに含まれるたんぱく質の特徴がよく似ていることがあります。そのうち1つのたんぱく質にアレルギー反応を示すようになると、別の植物のたんぱく質にも反応するようになります。これを交差反応といいます。

「バナナやキウイ、メロンなどを食べるとのどがイガイガする」という人もいるでしょう。こうした口腔アレルギーもラテックスアレルギーの交差反応性の一つです。ちなみに、ラテックスアレルギーの人は、約50パーセントが特定の果物や野菜に交差反応を示していると推計されています。

こうした交差反応も、腸もれを起こしていなければ、防げることです。腸もれとは、こんなに多くのことを複雑に絡ませながら健康悪化を引き起こしていくのです。

ここがポイント

●腸もれを起こしていると、「天然のもの」にもアレルギー症状を引き起こしやすい。
●ゴム製品にかぶれやすい人は、アボカドやバナナ、キウイ、メロン、トマトなどに注意したほうがよい。

パンやパスタを毎日食べると、アレルギーが悪化しやすい

パン好きは腸もれを起こしやすい

日本人の約9割は多かれ少なかれ腸もれを起こしている。私はそう考えています。

そう考える根拠の一つは、前述しましたが、腸内フローラを上手に育てられていない人が多いこと。そしてもう一つは、小麦粉製の食品を毎日のように食べている人が非常に多いことです。小麦粉は腸もれととくに関係の深い食品です。

パン、パスタ、ラーメン、うどんなどの主食。ケーキやクッキー、ドーナツなどのスイーツ。餃子や肉まん、ピザ、お好み焼き、チヂミ、揚げ物などの料理。小麦粉を使ったスナック菓子。こうして見ると、毎日のように小麦粉を食べていないでしょうか。

小麦粉で問題なのは、グルテンです。グルテンは、大麦やライ麦、もち麦などにも含まれますが、含有量がとくに多く、日本人が日常的に食べているのは小麦粉です。

グルテンには、パンやスポンジケーキをふんわりと膨らませたり、めんをモチモチ・

ツルツルの食感にし、餃子や肉まんの皮をきれいにのばしたりする働きがあります。小麦粉食品に感じる「おいしい」という味わいをつくっているのがグルテンです。

しかし、その一方で、**グルテンは腸に細かな穴を開けやすくする**のです。

グルテンには、グリアジンというたんぱく質が含まれます。これには、小腸内で「ゾヌリン」という物質を放出させる作用があります。

腸の粘膜細胞は、鎖状をした特殊なたんぱく質で接合されています。ゾヌリンの分泌量が多くなってしまうと、細胞どうしをくっつけているその鎖がゆるみます。これによって、腸の透過性が高まり、腸もれが生じやすくなります。

ゾヌリンを発見したのは、メリーランド大学のアレッシオ・ファザーノ教授です。2000年、腸壁細胞の密着接合を支配する生理的物質を分離し、「ゾヌリン」と名づけました。この発表は腸もれを起こす証拠を発見したとして、世界的に注目されました。

ゾヌリンは、人間などの高等動物がもともと持っているたんぱく質です。腸だけでなく、全身の組織でも見られます。自然免疫や体液の調節にかかわっているとの仮説もありますが、生理学的な役割についてはまだ明確になっていません。

それでも、ゾヌリンには腸の粘膜細胞の結合をゆるめる働きがあることは、ファザーノ教授の研究により明らかにされました。腸もれの改善には、ゾヌリンの分泌量を減らして細胞間の密着を強くすることが重要です。そのためには「小麦粉を食べすぎない」という食習慣が必要となってくるのです。

小麦粉の食べものは依存性が高い

小麦粉は、最近になって食べられるようになった食品ではありません。人類最古の農作物ともいわれ、世界では農耕が始まったころから食べられてきました。日本でも昔から小麦を食べてきました。ただ、米を主食としてきたので、今ほど頻繁には食べていませんでした。一方、欧米では、パンやパスタが主食です。それでも、腸もれを起こす人は、今のように多くはなかったのです。

なぜ今、腸もれが世界的に増えているのでしょうか。小麦粉の質が変わったからです。大量生産とおいしさの2点を実現させるため、多くの品種改良が加えられました。害虫などに負けず、農薬にも強い性質を持たせることで生産性を高め、「フワフワ」「モッチリ」「ツルツル」などのおいしさを出すよう、改良がくり返されてきたのです。

それによって**小麦は、昔のものより約40倍もグルテンが多くなった**とされます。

おいしくて安く、手軽に食べられるとあれば、口にする機会も自ずと増えるでしょう。

しかも、グルテンは、ある種の中毒症状を引き起こすことがわかっています。パンやパスタ、うどんなどを「食べたくてしかたがない」という人がいます。「小麦粉をやめたら、何を食べたらよいのかわからない」と不安になる人もいます。そうした感情は、グルテンに強い依存性があることが影響しています。

しかし、グルテンへの依存性を高めれば、腸内ではゾヌリンの量が増加します。小麦粉食品を毎日食べてしまえば、粘膜細胞が結合する間もなくなり、ゆるみっぱなしになります。これによって腸もれが生じ、炎症が慢性的に起こされるようになります。

アレルギー体質の人がこの状態に固定されてしまうと、免疫がアレルゲンに過敏に反応し、症状が悪化しやすくなるのです。

ジョコビッチ選手はグルテン不耐症

小麦粉は、食物アレルギーの原因になりやすい食品です。子どもの食物アレルギーの3大アレルゲンの一つでもあります。これは、即時型のアレルギーです。

一方、グルテンは、遅延型の食物アレルギーの原因物質にもなります。グルテンは、消化されるとアミノ酸という細かな分子になり、腸壁の絨毛から吸収されます。ただ、グルテンの一部はアミノ酸まで分解されず、その手前のグルテンペプチドという大きな分子にとどまるものがあります。

腸が健康であれば、グルテンペプチドは小腸を素通りして排泄されます。しかし、腸もれが起こっていると、グルテンペプチドが血液中に入り込んでしまいます。この頻度が高くなると、IgG抗体がつくられ、やがてアレルギー反応を起こすようになってしまうのです。こうして生じる遅延型の食物アレルギーを「グルテン不耐症」といいます。

グルテン不耐症になると、グルテンを摂取すると胃痛や胃痙攣、腹痛、便秘、下痢などの症状を起こします。疲労感や肌荒れ、鼻炎などが現れることもあります。

また、頭にモヤがかかったようにぼうっとして集中力を失いやすくなることも知られています。この状態を「脳の霧」といいます。脳に異物が入らないよう防いでいる脳血液関門を、グルテンペプチドは突破してしまう性質があり、これが脳に悪影響をもたらす可能性が指摘されています。

グルテン不耐症という病名を一躍有名にしたのが、テニスのノバク・ジョコビッチ選手です。重要な試合中に吐き気がしたり、呼吸がしにくくなったりなど、急激に体調を崩してしまったことの多かった彼が、世界王者になるために行ったのが、小麦粉食品をいっさい抜くことでした。彼もまたグルテン不耐症だったのです。

アメリカでは、グルテン不耐症の潜在的な患者数は20人に1人と推計されています。パンやめん類を主食とするためです。小麦粉食品を食べる機会の増えている日本でも、おそらく潜在的な患者数はアメリカを追う数になっていると考えられます。

なお、グルテンは人間が持っているたんぱく質と構造が似ていて、免疫システムが誤って自分の組織を攻撃する自己免疫疾患も起こしやすいことがわかっています。グルテンの摂取によって小腸が損傷する自己免疫疾患を「セリアック病」と呼びます。セリアック病になると、グルテン不耐症よりさらに重い症状を起こすことになります。

ふだん食べているものが、これほど腸に悪影響を与えるとは思いもしないでしょう。しかし、腸の毒となる食品は、身近なところにもあるのです。

私もパンやめん類やスイーツが大好きで、10年ほど前までは小麦粉食品を毎日のように食べていました。でも今はやめています。大切な腸を守るためです。ただ、それでは寂しいと感じ、小麦に体調悪化を起こさない人は、週に1～2度だけ量を決めて食べたらよいと思います。その程度ならば、腸壁の修復が間に合うと考えられるからです。

ここがポイント

●小麦粉食品の「フワフワ」「モチモチ」の食感こそが、腸を傷つける毒のもと。
●パンやパスタは、食べても週に1～2回程度にすると、腸もれを防げる。

悪玉菌を増やすと腸もれが起こる

こってりラーメンは悪玉菌のエサ

腸もれの原因となるゾヌリンですが、人間にとって必要な分泌物でもあります。もしも害をなすだけの物質ならば、人類の長い進化史のなかで排除されたことでしょう。

腸壁においてゾヌリンは、粘膜細胞の間で悪玉菌が増えすぎないようコントロールしている、と考えられます。悪玉菌が異常に増えると、ゾヌリンが働いて腸の透過性を高め、そこから追い出すと見られています。そうやって腸は自浄作用を働かせています。

しかしそれがゾヌリンの分泌量を増やし、腸もれを起こす原因にもなってしまいます。

なお、悪玉菌の異常な増殖は、粘膜細胞を直接傷つけることにもなります。悪玉菌の多くは腐敗菌で、数を増やしすぎると有害なガスを発生させるからです。その有害ガスが粘膜細胞を劣化させ、細胞間の密着をゆるめさせる一因にもなってくるのです。

では、悪玉菌を異常に増やす原因は何でしょうか。それは、第一に食事です。

悪玉菌の大好物は、動物性の脂肪やたんぱく質です。油でギトギトの唐揚げやとんかつ、こってりしたスープのラーメン、生クリームたっぷりスイーツ、脂身たっぷりのバラ肉などは、悪玉菌の大好物です。こうしたものを日常的に食べていると、悪玉菌がそれをエサに異常繁殖し、腐敗物質を生みます。具体的には、硫化水素やアミンなどです。それが腸の粘膜細胞を傷つけ、一方ではゾヌリンの分泌量も増やしてしまうのです。

アレルギー症状が重い人は「揚げ物」「こってりラーメン」「生クリーム」「バラ肉」を控えてみましょう。ゾヌリンが減れば腸もれもよくなり、アレルギー症状も軽くなってくるはずです。スギ花粉症の人は、花粉飛散の時期はとくに控えるとよいと思います。

薬は「本当に必要なとき」だけに

悪玉菌優勢の腸は、抗生物質の服用によってもつくられます。

抗生物質とは、細菌を殺す薬です。細菌による感染症を発症した場合、あるいは発症を予防したい場合に投与されます。この薬が治療に必要なケースはあります。けれども、病原菌だけでなく、腸内細菌まで殺してしまうのも事実。抗生物質を飲むと下痢をする人がいるのは、腸内フローラが乱れるためです。

ですから、服用は「本当に必要な場合のみ」にすることです。

ところが、つい最近まで風邪で処方されることがありました。風邪の約95パーセントはウイルスが原因です。ウイルスは抗生物質で死にません。つまり、風邪に抗生物質は必要ないのです。それでも風邪で抗生物質が処方されたのは、二次感染を防ぐ目的でした。風邪で免疫力が低下すると、細菌感染を起こしやすく、それによって重症化するケースがあるからです。しかし実際には、二次感染予防に抗生物質は効果のないことがわかっています。ですから、風邪で抗生物質を服用するのは無意味なのです。

では、なぜ抗生物質は悪玉菌優勢の腸内フローラをつくるのでしょう。抗生物質を一定期間服用していると、病原菌だけでなく腸内細菌も殺します。スタンフォード大学の研究では、ある抗生物質を赤ちゃんに投与すると、4日間で腸内細菌のおよそ50パーセントが減少したそうです。もちろん、服用を終えれば腸内細菌の多くは戻ってきます。けれども、赤ちゃんによっては回復しない菌種もいることがわかったそうです。

これは、大人の腸でも起こることです。抗生物質の攻撃をダイレクトに受けるのは小腸の細菌たちです。抗生物質の成分は、小腸から体内に吸収され、血液を通して胃や大腸、肺、のど、鼻、耳、皮膚、膣などすべての部位に分配されます。つまり、薬の成分がもっとも多いのは、消化吸収の場である小腸なのです。

抗生物質が投与されるのは、なんらかの病気で免疫力が低下しているときです。しかも、抗生物質によって小腸での腸内細菌が減り、腸内フローラのバランスが崩れます。そこに、大きな隙ができます。その隙をねらって大腸から細菌が迷い込みます。大腸には悪玉菌が多くいます。小腸では善玉菌が減っていて、酸性のバリアも弱くなっています。こうなると、悪玉菌が小腸で繁殖しやすくなるのです。

アレルギーの腸では耐性菌が生まれやすい

抗生物質を長期間飲み続けていると、腸内フローラが破壊され、クロストリジウム・ディフィシルという耐性菌が病原性を発揮し、下痢症や腸炎を起こすことがあります。「はじめに」でもお話ししましたが、こうした耐性菌の問題が深刻化しています。現在では、マイクロバイオームのなかにも耐性菌が出てきています。

もともと自然界に分布し、抗生物質の影響を受けていない正常な細菌を「感受性細菌」と呼びます。本来、マイクロバイオームを構成する細菌は、感受性細菌のみでした。しかし、薬剤に対して無垢なこの細菌たちは、抗生物質などの薬や除菌剤、農薬などによって殺されやすく、あるいは発育をはばまれやすい性質を持ちます。

細菌は、約20分で1回分裂していきます。分裂のスピードが速く、生存に適した状態に自らを変える能力に長けているのです。抗生物質の耐性遺伝子を得た細菌が誕生すれば、たちまち繁殖していくことになります。

この細菌の変化は、遺伝子の水平伝播によって行われます。細菌たちは増殖のさなか、その環境で生存しやすくなるよう細菌間で遺伝子の交換をし合います。抗生物質が入ってくる環境では、耐性遺伝子を持つ細菌から、持たない感受性細菌へと、その遺伝子が渡されます。抗生物質の影響がある限り、感受性細菌は身を潜め、耐性細菌が繁栄するという構図が生み出されてしまうのです。

その耐性菌は病原性を持たないかもしれません。けれども、病原性を持つものもいます。ただ、多種多様な細菌が繁殖していて、免疫力が働いている環境では、病原性を抑えておくこともできるでしょう。しかし腸内フローラが乱れ、免疫力が低下していると、それができません。そのとき、耐性菌は腸を荒らし始めます。

アレルギー性疾患は免疫力が低下したときに起こります。つまり、アレルギーを起こしている人は、耐性菌を腸のなかで繁殖させやすい状態にあるとも考えられるのです。

肉と一緒に抗生物質を食べている

「自分は抗生物質をほとんど服用したことがないから、腸に耐性菌はいないだろう」と考える人もいるかもしれません。しかし、答えはノーです。

抗生物質は、現代的な生活を送っていれば、わずかずつであっても、腸に日常的に入ってきます。多くの食用肉に含まれるからです。世界では、家畜のエサに抗生物質を混ぜることが主流となっています。狭い畜舎でたくさんの家畜を飼っていると、病気が発生するといっきに伝染します。抗生物質はこれを防ぐ目的で与えられます。

抗生物質を与え続けられると、家畜の腸内細菌が減り、悪玉菌も減ります。それによって栄養の吸収がよくなります。短期間で丸々と太らせ、食用部分を増やせますし、出荷を早められるのです。エサに抗生物質を混ぜるのは、非常に効率のよい飼育方法です。

しかし、ヨーロッパではこの危険性にいち早く目を向け、ＥＵは２００６年に家畜のエサに抗生物質を混ぜ込むことを禁止しました。しかし、アメリカや日本ではいまだに大量の抗生物質が家畜に使われています。しかもその〝効率性〟はアジア全域へと広がり、世界各国で抗生物質入りのエサが家畜に今日も与え続けられているのです。

もちろん、出荷前には家畜から抗生物質が消えるまで浄化期間が持たれます。それでも抗生物質の成分は、微量ながら家畜の肉に残されます。牛乳になって搾り取られますし、その牛乳がチーズやヨーグルトなどにも加工されます。鶏の卵にも含まれます。

その残存量は法律で許容されるほど、ごくわずかです。でも、私たち現代人にとって、肉も牛乳もチーズもヨーグルトも卵もありふれた食品で、毎日食べるものです。一回の量はごくわずかでも、それらを毎日さまざまな食品から摂取すれば、そのぶん感受性細菌で構成されたマイクロバイオームに影響を与えることになるでしょう。

しかも、最近では魚介類の養殖場でも、家畜と同様の目的で抗生物質が使われています。養殖の魚介類も抗生物質の影響を受けているということです。リンゴや梨などの果実も、細菌性の病気を防ぐために、抗生物質が使用されます。

私たちの食生活には、消費者がまったく意識していないところで抗生物質が入り込んでいます。それによって腸内フローラが乱され、知らず知らずにゾヌリンの分泌量を増やし、腸もれを引き起こしている可能性が高いのです。

ただ誤解してほしくないのは、抗生物質を「悪」といっているのではありません。細菌性の感染症では、この薬はすばらしい作用を発揮します。

最近は抗菌薬と呼ばれることも増えましたが、「抗生物質」とは、「生命に対抗する」という意味のギリシャ語を語源としています。20世紀最大の発見といわれ、人の生命を救うために、もっとも貢献した薬です。かつて細菌性の感染症には、生命を奪うものが多くありました。細菌性の肺炎に罹患すると、約9割もの子が命を落としていた時代も長く続きました。人類は抗生物質によって救われたのです。

しかし、人はこの偉大な薬の使い方を誤ってしまいました。腸内フローラが乱れ、アレルギーが起こりやすくなるとは予測もしなかったのです。

肉も卵も魚介類も果物も、私たちの身体に不可欠な栄養素をたくさん含んでいます。

「抗生物質が怖いから食べない」という選択は、反対に健康を害する原因になってしまいます。肉も卵も魚介類も果物もきちんと食べましょう。ただし、腸内フローラを育てる努力も忘れてはいけません。腸内フローラを育てて免疫力を高めることでしか、文明社会に生きる私たちが抗生物質のデメリットの部分にあらがうことはできないのです。

ここがポイント

●揚げもの・こってりラーメン・生クリーム・バラ肉を控えて、アレルギー改善を。
●私たちの腸は耐性菌を生みやすい環境にある。でも腸内フローラが立派ならば、耐性菌は怖くない。

腸もれを改善する「酢キャベツ」「焼きバナナ」

腸壁を強化する「短鎖脂肪酸」

アレルギーを抑えるには、腸もれを正すことです。そのために必要なのが「短鎖脂肪酸」です。短鎖脂肪酸は、酢酸、酪酸、プロピオン酸などの有機酸の総称。食事から摂取できる一方、腸内細菌がつくり出す物質でもあります。

短鎖脂肪酸が腸もれの改善によいのは、炎症を抑える作用に優れているためです。しかも、腸壁から粘液を分泌させる働きもあります。その粘液は、荒れた状態の腸壁を修復し、毒素や腐敗物から粘膜を守ります。このため、**短鎖脂肪酸が腸に多いと粘液の分泌量が増え、腸粘膜のバリアが強化される**のです。反対に、短鎖脂肪酸が不足すれば、腸壁のバリア機能が低下し、腸もれが起こりやすくなります。

短鎖脂肪酸の酢酸はお酢に、酪酸はバター、プロピオン酸は味噌やしょうゆなどに含まれます。短鎖脂肪酸は細菌などの微生物の代謝産物であり、発酵食品に多くなります。

ただし、食事から得られる量は限られます。短鎖脂肪酸を含むそれらの食品を一度にたくさんは食べられないでしょう。そのため、食べ物から得られる短鎖脂肪酸は、小腸でほとんどが使われてしまいます。

そこで腸内フローラの出番です。人の腸は食事からの摂取量では不足してしまう短鎖脂肪酸を、腸内細菌につくってもらうという合理的なシステムを築いているのです。

「ヤセ菌」を増やそう

腸内細菌に短鎖脂肪酸を十分につくってもらうにはどうするとよいでしょうか。まずは、腸内バランスを整える食事をすることです。

ここで重要になるのが、善玉菌と日和見菌です。腸内細菌は、腸によい働きをする「善玉菌」、数を異常に増やすと悪さをする「悪玉菌」、善玉菌と悪玉菌のうち優勢のほうの味方をする「日和見菌」に分類されます。腸内フローラは「日和見菌7割、善玉菌2割、悪玉菌1割」の比率にあるとき、もっともよい状態に整います。日和見菌は、腸内フローラの最大勢力です。善玉菌の働きをよくすれば、日和見菌はなだれをうって善玉菌の味方をし、短鎖脂肪酸がつくられやすくなるのです。

なお、日和見菌は、フィルミクテス門とバクテロイデス門のグループにわけられます。フィルミクテス門は、人が食べたものからエネルギーを強くとり立てて腸から吸収させる働きを持ちます。体内で消費しきれなかったエネルギーは脂肪に変換され、蓄えられます。そのため、フィルミクテス門の仲間は「デブ菌」とも呼ばれます。

一方、バクテロイデス門の仲間は、デブ菌のようにエネルギーを強くとり立てたりしません。しかも、短鎖脂肪酸をつくり出す働きがあります。短鎖脂肪酸には、腸壁を丈夫にすることに加え、脂肪が蓄えられるのを防ぐ働きもあります。そこでバクテロイデス門の仲間たちは「ヤセ菌」と呼ばれています。

デブ菌とヤセ菌は、腸のなかで勢力争いをたえずしています。デブ菌が増えればヤセ菌が減り、ヤセ菌が増えればデブ菌が減ります。まさに「シーソー」の関係です。

つまり、短鎖脂肪酸を増やすには、ヤセ菌を増やしてデブ菌を減らす食事が必要です。加えて、善玉菌を増やすことです。善玉菌にも短鎖脂肪酸を生成する働きを持つものたちがいます。しかも、ヤセ菌と善玉菌は、好物とするエサがよく似ています。

その好物とは食物繊維です。食物繊維には、水に溶けてゲル状になる水溶性のタイプと、水を含むと十数倍にも膨らむ不溶性のタイプがあります。**ヤセ菌と善玉菌のよいエサとなるのは、水溶性の食物繊維**です。これは、以下のような食べ物に豊富です。

◎ニンニク、ブロッコリー、キャベツ、モロヘイヤ、カボチャなどの野菜
◎ゴボウ、サツマイモ、ニンジン、切り干し大根などの根菜類
◎ヒジキ、ワカメ、昆布などの海藻類
◎インゲン豆、大豆、納豆、きなこ、小豆などの豆類
◎アボカド、干しプルーン、干しいちじく、干し柿などの果物類
◎キノコ類、豆類、もち麦、梅干し、らっきょう漬けなど

こうした食べ物を毎日意識して食べることです。そうすることで、短鎖脂肪酸の生成力の高い腸をつくることができます。

毎日、小皿１杯の酢のものを

短鎖脂肪酸を即効的に増やせる料理があります。

それは、「酢のもの」です。「酢＋水溶性食物繊維」のコンビを毎日食べましょう。

酢は酢酸という短鎖脂肪酸が豊富です。食事からとった短鎖脂肪酸は、小腸でただちに消費されます。**酢は「即効的に腸に作用するカンフル剤」、水溶性食物繊維は「長時間かけて腸壁を丈夫にしていく燃料」**と考えてください。この2つを同時にとることで、短鎖脂肪酸は効率よく生み出され、腸壁に働きかけていきます。

では、どんな組み合わせがよいでしょうか。おすすめは、「酢＋千切りキャベツ＝酢キャベツ」です。キャベツには腸の健康に優れた栄養素が豊富です。

つくり方は簡単。千切りキャベツを軽く塩もみし、それをお酢で漬ければ完成です。お好みで粒マスタードを足すとおいしくなります。つくってすぐはサラダ感覚で食べられますし、4～5時間おくとキャベツがしんなりして食べやすくなります。大量につくれば、1～2週間は冷蔵保存できます。だんだん酸味が強くなりますが、それは乳酸菌が繁殖してきた表れ。さらに腸によい一品になった、という味です。

ほかにも、「酢＋モズク」「酢＋ワカメ」「酢＋メカブ」「酢＋エノキ」「酢＋切り干し大根」「酢＋納豆」などの組み合わせもおすすめです。お好みでしょうゆや天然塩、てんさい糖などを加えて味をつけてください。そうして小皿１杯、毎日酢のものを食べましょう。

ただし、加工食品の酢のものは選ばないことです。腸壁を傷つける食品添加物が含まれることが多いからです。食品添加物の害については、次章でお話しします。

短鎖脂肪酸は「大腸劣化」を防ぐ

腸もれは、大腸でも起こります。大腸内で悪玉菌が異常に増えると腸内環境が悪くなり、腸内細菌の全体数が減ります。その状態が続くと大腸の粘膜が薄くなってきます。これを「大腸劣化」と呼びます。

大腸は大便をつくる場所であり、腐敗物質や腐敗ガスがあります。これらは大便となって、肛門から毎日出されます。しかし、大腸劣化の状態にあったり、便秘によって大便が長く停滞したりすると、腐敗物質や腐敗ガスが身体の中にもれ出してしまうのです。

しかも、大腸には小腸とは比べものにならないほどたくさんの腸内細菌がいます。大腸が劣化していると、その腸内細菌たちも血液中に入り込みやすくなります。

ですから、アレルギーの改善には大腸の腸壁の状態も重要です。といっても改善策は小腸と同じ。水溶性食物繊維を摂取して短鎖脂肪酸の生成量を増やせばよいのです。

しかも大腸の細胞は、短鎖脂肪酸をエネルギー源にしています。大便を前に前にと押し出して排泄する「蠕動運動《ぜんどう》」も、短鎖脂肪酸がサポートしています。短鎖脂肪酸が増えれば大腸の動きが活発になって排便力が高まり、腸管をきれいに保てるのです。

焼きバナナで「なだめ役細胞」を増やす

短鎖脂肪酸は、アレルギーの抑制にも直接かかわっています。

アレルギーを防ぐには、キラーT細胞とヘルパーT細胞のバランスが大事であることは前にお話ししました。キラーT細胞は、体内に侵入した異物を殺す免疫細胞で、攻撃的な性質を持ちます。これに対し、ヘルパーT細胞は司令塔の役割をする免疫細胞で、キラーT細胞が過剰に働きすぎないよう働く役割があります。

この両者の働きの間で、もう一つ大事な働きをする免疫細胞がいます。「制御性T細胞（Tレグ）」です。Tレグは、攻撃的なキラーT細胞の「なだめ役」なのです。

キラーT細胞が多く増えすぎると、アレルゲンに対する攻撃力が過激になり、アレルギー症状が強く現れます。一方、なだめ役のTレグが多く存在すれば、キラーT細胞の暴走を抑えられます。これによって、アレルギーの症状悪化を抑えられるのです。

では、Tレグを増やすにはどうするとよいでしょうか。

短鎖脂肪酸を増やすことです。T細胞がつくられる際、未熟な細胞からキラーT細胞になったり、ヘルパーT細胞になったり、Tレグになったりと成長していきます。そうして分化していく際、短鎖脂肪酸の酪酸が多いと、Tレグへ成長する細胞が多くなることが確認されています。

短鎖脂肪酸は、まず腸の健康増進に働きます。ここで大量の短鎖脂肪酸が消費されます。残った短鎖脂肪酸は、血液中に送られ、全身をめぐります。腸と血液のなかに短鎖脂肪酸の酪酸が多いと、Tレグがたくさんつくられるようになるのです。

酪酸は、主にビフィズス菌がつくります。ビフィズス菌はオリゴ糖をエサにします。オリゴ糖は大豆やゴボウ、アスパラガス、タマネギ、ニンニク、バナナなどに豊富です。ビフィズス菌を手軽に増やすには、焼きバナナがおすすめ。トースターでバナナを皮ごと約5～10分焼きます。反対側も約5～10分焼きます。皮は真っ黒になりますが、なかはトロトロ。こうするとオリゴ糖の量が大きく増えます。

ただし、バナナにアレルギーのある人はもちろんですが、ラテックスアレルギーの人、ブタクサのアレルギーの人も、バナナを食べすぎてはいけません。ラテックスやブタクサは、バナナと交差反応性を示しやすいためです。

「骨のスープ」を食べよう

腸もれの疑われる人に、もう一つ、食べてほしい料理があります。「骨のスープ」です。

私も腸の調子が悪いなと感じたら、すぐに骨のスープをつくります。

肉や魚の骨や軟骨、骨周辺の肉には、良質のたんぱく質やアミノ酸がたっぷり含まれます。これらは、腸の上皮細胞や毛細血管の細胞の再生において、とてもよい材料になります。腸壁を丈夫に整えてくれるのです。そんな腸に開いた細かな穴をふさぐのに役立つ栄養素は、肉や魚の骨をグツグツと煮出すことで、染み出してきます。

つくり方は簡単です。手羽元や手羽先、豚足など骨つき肉をたっぷりのお湯で、根菜やタマネギ、ショウガ、ニンニクなどと一緒にトロトロになるまで煮込むだけ。ローリエ（月桂樹）と鷹の爪を入れると、より風味豊かにできあがるでしょう。わが家では、休日の昼にコトコトと煮始め、夕食に骨のスープをいただきます。体内の修復作業は睡眠中に行われるので、良質なたんぱく質は夜にとるのがおすすめです。

わが家は二人暮らしですから、だいたい3回分ほどつくり、冷蔵庫で保存します。そうして2〜3日ごとに夕飯に食べ、腸もれを予防しています。

味つけはお好みでアレンジするとよいでしょう。しょうゆを入れて和風スープに、味噌を溶かして豪華味噌汁に、カレー粉を入れてスパイシーに、塩コショウだけでシンプルに。トマトとセロリを加えればミネストローネになりますし、アサリと牛乳、バターを加えればクラムチャウダーにもできます。

腸もれを起こしているときには、この骨のスープをだいたい3〜4セット（1セット：2〜3日ごとに1回食べ、これを3回）続けると、腸の状態がよくなってきたと感じられるでしょう。

ここがポイント

●水溶性の食物繊維で短鎖脂肪酸を増やそう。酢のものを毎日小皿1杯食べるのがオススメ。

●「骨のスープ」を2〜3日に1回食べるようにすると、腸もれの予防と改善に役立つ。

第3章

アレルギーを悪化させる食べもの、改善する食べもの

アレルギーは次々に姿を変えてやってくる

人の弱みにつけ込むな

「アレルギーマーチ」という言葉を知っていますか。人は成長とともに、さまざまなアレルゲンに接触していきます。食べたり、吸い込んだり、触ったり。行動範囲が広がり、食べる種類や量も増えるにつれ、接触するアレルゲンも多くなります。そのため、1つのアレルギー性疾患がよくなってきたと思っても、他のアレルギー性疾患が起こったり、異なるアレルゲンに反応するようになったりしやすいのです。このように、アレルギーが次々に姿を変えることをアレルギーマーチといいます。

アレルギーマーチのケースで多いのは、乳幼児期に食物アレルギーになり、やがてアトピー性皮膚炎を発症し、幼稚園や保育園のころから気管支喘息に苦しむようになって、やがてスギ花粉症などのアレルギー性鼻炎が始まる、といった経路です。

アレルギーマーチという言葉は子どものアレルギーでよく使われますが、大人にも当てはまります。以前は、食物アレルギーは子どもの患者が中心でした。最近は大人にも増えていて、その発症の前に花粉症があるケースがよく見られます。

アレルギーは、その人の弱い部分をねらって現れます。**根本的な改善を図らない限り、アレルギーは次々と姿を変えながら、私たちを苦しめ続ける**のです。

では、根本的な改善とはどのように行えばよいでしょうか。

腸を鍛えることです。くり返しになりますが、多種多様な腸内細菌を増やして腸内フローラを豊かに育み、免疫力を高めることこそが、アレルギーの根本的な改善につながっていきます。そのために必要なこと。それは、毎日の食事なのです。

スギ花粉症の人はトマトに注意を

アレルギー体質になると、「アレルゲンがどんどん増えていく」という現象も起こってきます。

とくに花粉症の人は注意が必要です。花粉のたんぱく質の特徴は、果物や野菜のたんぱく質によく似たものがあるからです。花粉症の人が、特定の果物や野菜を食べ続けていたら、今度はその食物アレルギーになってしまうことがあります。前述したように、アレルゲンによく似たたんぱく質にも反応を起こすことを「交差反応」といいます。

ですから花粉症の人は、アレルギー症状が現れている期間は、交差反応性を示す果物や野菜をあまり食べないほうがよいと思います。

たとえば、スギ花粉は、トマトに交差反応性を示しやすくなります。一般にトマトは健康作用の高い野菜として知られます。抗酸化力が非常に強く、動脈硬化症を防ぐ作用も期待できます。私も多くの本で、トマトの健康作用について語ってきました。けれども、スギ花粉症の人は、花粉の飛び始める1月ごろから飛散の終わる5月ごろまでは、トマトを避けたほうがよいと思います。

ブタクサも患者数の多い花粉症です。ブタクサのたんぱく質は、ウリ科のメロンやスイカ、ズッキーニ、キュウリ、バショウ科のバナナのたんぱく質とよく似たものがあります。ブタクサの飛散する8～10月は、これらを避けたほうが無難です。

他にも、花粉と交差反応性を示す食べものはあります。ですが、次ページの表を見ていただくとわかるように、健康によい食品が多くあります。もちろん、食物アレルギー

主な花粉と交差反応が報告されている野菜・果物

シラカバ

バラ科（リンゴ、西洋ナシ、サクランボ、モモ、スモモ、アンズ、アーモンド）、セリ科（セロリ、ニンジン）、ナス科（ジャガイモ）、マタタビ科（キウイ）、カバノキ科（ヘーゼルナッツ）、ウルシ科（マンゴー）、シシトウガラシなど

スギ

ナス科（トマト）

ヨモギ

セリ科（セロリ、ニンジン）、ウルシ科（マンゴー）、スパイスなど

イネ科

ウリ科(メロン、スイカ)、ナス科(トマト、ジャガイモ)、マタタビ科(キウイ)、ミカン科（オレンジ)、豆科（ピーナッツ）など

ブタクサ

ウリ科（メロン、スイカ、カンタロープ、ズッキーニ、キュウリ)、バショウ科（バナナ）など

プラタナス

カバノキ科(ヘーゼルナッツ)、バラ科(リンゴ)、レタス、トウモロコシ、豆科（ピーナッツ、ヒヨコ豆)

スギ花粉症の人は
トマトアレルギーになる可能性がある

（出典）『「大人のアレルギー」は腸で治す』（藤田紘一郎著・大和書房）

を起こしているならば除去が必要です。けれども、交差反応を避けるためであれば、次のことを守って食べるとよいと思います。

①アレルゲンとなる花粉の飛散時期は食べるのを控える。

②アレルギーの出ていない時期は、少しずつ食べる。

③自分にとってアレルゲンになりやすいことを自覚し、「一度に大量を食べない」「毎日食べたりしない」ことを意識する。

④腸を鍛える食事を怠らない。

大嫌いなものは無理して食べない

私の知り合いの男性編集者は、ブタクサの花粉症です。ブタクサの花粉が飛散する夏から秋にかけて、鼻がムズムズし、鼻水がいつもより多く出ます。でも、症状としてはその程度で、あまり気にしていませんでした。

ある日、大きくて立派なメロンが2玉もお中元に届きました。あまいものが大好きな彼は、その晩、メロン4分の1個にバニラアイスをのせて食べました。あまりにおいしかったので、次の晩もメロン４分の１個を食べました。そうしてメロンを１週間食べ続けたある晩、のどにイガイガした違和感を覚えました。そして睡眠中、呼吸がどんどん苦しくなり、救急車を呼ぶことになりました。

反対に、「大嫌いで食べたくない」と思っていたものが、実はアレルゲンだったということもあります。知人の息子は、小学４年生です。赤ちゃんのころはよく食べていたトマトを、あるときから食べるのを嫌がるようになりました。お母さんは、「トマトは身体にいいから、好き嫌いをしないで、少しでも食べなさい」と、ミニトマト１個だけでも毎日のようにがんばって食べさせていました。

ある朝、いつものように嫌がる息子の口にトマトを入れると、「のどがかゆい」と言い始めました。それがあまりに不快なようで、「学校も行かない」と怒りだしました。「何かおかしい」と感じたお母さんが小児科に連れていったところ、「トマトにアレルギーがあるのかもしれない。しばらく食べさせるのをやめてください。嫌がるものを無理に食べさせるとストレスになり、よくありませんよ」と注意されたそうです。

さて、以前、私の講演会に来てくれた１００歳の女性の話です。彼女はニンジンが嫌いで、子どものころから絶対に食べなかったそうです。ニンジンも健康によく、がん予防にも腸内フローラの改善にも効果が高いとされる根菜です。そうとわかっていても、彼女は「嫌いなものは食べない。好きなものを食べる」と頑固に貫いてきました。そして、100歳を超えた今も、彼女はとても元気です。

どんなに健康によい食べ物も、人によってはアレルゲンになることがあります。遅延型の食物アレルギーの場合、現れる症状がおだやかなため、本人も自覚しにくいでしょう。しかし、アレルゲンを摂取した際、身体はなんらかの違和感を覚えるのでしょう。それが「嫌い」という感情となって表れることがあります。

つまり**「嫌い」という感情は、「食べないで」と腸や免疫システムが伝えているSOSかもしれません**。「子どもの好き嫌いを許していたら、栄養が偏るのではないか」と心配する人もいます。でも、この世に食材はたくさんあります。たとえば、トマトには強力な抗酸化作用がありますが、抗酸化力の強い食材は他にもいろいろあります。ニンジンはがん予防によい根菜ですが、他の緑黄色野菜を食べることでがん予防効果を得ることはできるのです。それは、100歳の女性が証明してくれています。

嫌いなものは、無理に食べなくてよいと私は思います。好きなもののなかから腸の健康によいものを選んで食べる。これも、腸を鍛えるためには大事なポイントです。

ここがポイント

- ●スギ花粉症の人は、スギ花粉の飛散時期、トマトを控えたほうがよい。
- ●「大嫌い」と感じるものを無理に食べることはない。もしかしたら、「嫌い」「まずい」という感情は、アレルギーを知らせるSOSかも。

「腸を傷つけ、腸内フローラを乱す食べもの」を排除する

食品添加物に気をつけよう

アレルギー改善のための食事療法で第一に必要なこと。それは「腸を傷つけ、腸内フローラを乱す食べもの」を排除することです。まず、腸の負担を軽くしてあげましょう。そのうえで、腸内フローラが整う食事をしましょう。このほうが、腸内環境を整えやすくなります。

反対に、腸によいものをがんばって食べていても、同時に腸を傷つけるものをたくさん食べていたら腸の負担は減らず、食事療法の効果が表れにくくなります。

では、アレルギーの改善には、どんなものから控えるとよいでしょうか。

第一に排除したいのは、「腸内細菌を減らす食べもの」です。具体的には、「化学合成によってつくられた食品添加物を含む食品」です。

「化学合成」とは、化学反応によって目的の化合物をつくること。自然界にない物質を

原料としたり、動植物の成分を化学的な処理で自然界にないものにつくり替えたりすることです。その製造の際、多くの場合、石油が使われます。こうしてできた自然界にない物質は、免疫システムに「非自己（異物）」と判断されることになります。

身体を構成する細胞は、1万年前から変わっていません。農耕社会となる以前、狩猟採集によってその日の糧を得ながら暮らしていた時代です。人類は、裸同然の姿で野山を走りまわり、海に出るなどして食料を得ていました。その時代の細胞のまま、人は今を生きています。免疫細胞もその時代のままです。**1万年前にはなかった化学合成品は、免疫システムに「非自己」と判断され、攻撃の対象になる**のです。

そのとき、「活性酸素」が発生します。「顆粒球」という免疫細胞が、異物と出合うと「活性酸素」を噴射して退治にかかるのです。

活性酸素とは、酸素よりはるかに酸化力の強い物質のこと。構造が不安定であるため、触れるものから電子を奪いとり、自らを安定させます。一方、電子を奪われた物質は劣化し、もとの姿を失います。顆粒球は異物を見つけると活性酸素をただちに噴きかけ、それを殺すのです。

顆粒球は、異物の量が多いと自らの数も増やします。闘いのあとは自らも死に、その際にも活性酸素を発生させます。つまり、**体内の異物の量が多くなると、顆粒球の数も増え、活性酸素の発生量も増加する**のです。

腸には、日々たくさんの異物がなだれ込みます。1万年前になかった化学合成品も、顆粒球が働く原因です。食品添加物を多く摂取するような食生活を送っていると、腸のなかは活性酸素が充満した状態になってしまうのです。

活性酸素には、「敵か、味方か」を見わける能力はありません。大量に発生すれば、敵と一緒に腸内細菌や腸壁の細胞も傷つけます。それによって腸内細菌は数を減らし、腸もれも起こりやすくなります。結果、免疫力も低下します。

まさに、活性酸素は諸刃の剣。免疫システムの一部として必要だけれども、量が多くなりすぎると人体の害になります。そのため、人の身体にはもともと活性酸素の害を防御するシステムが備わっています。けれども、現代のように化学合成品を多く摂取する食生活は、活性酸素の発生と防御のバランスを崩し、害が強く現れてしまうのです。

「保存料無添加」にだまされないで

腸内細菌に直接攻撃をしかける食品添加物もあります。保存料や日持ち向上剤、防腐剤、防カビ剤などです。これらには、食品中の細菌やカビなど微生物の発生を抑え、腐敗を防ぐ作用があります。

腸内細菌も、細菌の仲間です。**保存料などを含む加工食品を頻繁に食べていると、腸内細菌の増殖もまた抑えられてしまう**のです。

では、保存料はどのように細菌の増殖を防ぐのでしょうか。ソルビン酸という保存料は、１キログラムあたり１～３グラムほどの添加が国によって認められています。青山学院大学の福岡伸一教授の実験によれば、腐敗菌を寒天に入れ、ソルビン酸を０・３パーセント添加した培養液に入れると、細菌は数を増やせませんでした。これを加工食品に混ぜ込むと細菌は繁殖できず、腐敗を遅くできます。そうした食べ物が腸に入ってくるとどうでしょうか。腸内細菌の活動もまた抑えてしまうと考えられるのです。

保存料が腸内細菌に与える害を私が語ると、食品会社などからこんな苦情がきます。

「食品中の保存料は、人間に摂取された時点で他の食べ物や体内の水分によって薄められ、さらに消化酵素によって分解される。腸内細菌の数は、食品中の細菌数よりはるかに膨大だ。よって、保存料は食品中の活動を阻害できるが、腸内細菌の数を減らすことにはならない」というのです。しかし、この反論は正しくありません。

人の腸内細菌の量は、毎日の大便に表れます。大便の約6割は水分、約2割が腸内細菌とその死骸、約1・5割が腸壁からはがれ落ちた粘膜細胞、そして残りの0・5割が食べたもののカスです。つまり、大便の固形部分の半分は腸内細菌なのです。ですから、大便を見れば、腸内フローラの状態がわかります。

保存料を使った加工食品を毎日のように食べている人は、大便が小さくなっています。便秘症だったり、下痢症だったりもします。**大便の状態の悪さは、腸内細菌の量が少なく、腸内フローラのバランスも悪いことを、私たちに教えてくれている**のです。

こうした保存料の害が周知されるにつれ、「保存料無添加」をうたう製品が多くなりました。しかし、ここにもカラクリがあります。「日持ち向上剤」と呼ばれる食品添加物をいくつか組み合わせて使用されることが多くなっています。日持ち向上剤の一つ一つは保存料のように細菌の増殖を抑える力が強くありません。そこで、いくつかの食品添加物が組み合わせて使われます。より巧妙に、消費者からわかりにくくなっている、ということ。ただ、形を変えたからといって細菌の増殖を防ぐ作用があれば、腸内細菌へも少なからず影響するでしょう。また、活性酸素を発生させる原因にもなるのです。

まず、市販のドレッシングをやめてみる

でも、保存料や化学合成添加物の摂取量をゼロにするのは大変です。スーパーやコンビニなどで購入する、生鮮食品以外のほとんどに含まれているからです。

こうしたものをすべて排除しようとすると、かえってストレスになります。ストレスも活性酸素を発生させる一因です。

では、どうすればよいでしょう。こう考えてみてください。今の食生活の化学合成添加物の量を100と考えます。そこから、まずは80まで減らしましょう。それだけでも、腸はとても楽になります。簡単なところから始めるとよいと思います。たとえば、「加工調味料の使用をやめる」ことです。

市販のドレッシングや焼き肉のたれ、マヨネーズ、トマトケチャップ、ウスターソース、ポン酢、めんつゆなど加工調味料の原材料欄を見てください。たくさんの品目名が並んでいます。そのうち、食材が目に浮かばないものは、だいたいが食品添加物です。そこには化学合成添加物も含まれますし、保存料や日持ち向上剤もあるでしょう。購入の際には、原材料欄を必ず確認し、食品添加物の数の多いものは避けることです。加工食品のなかで、食品添加物を多く使っている製品の一つが加工調味料です。

市販の加工調味料は、未開封ならば賞味期限が1年から2年ととても長く設定されています。卵やトマトなど腐ったりカビたりしやすい材料を使っていて、1〜2年も品質を落とすことなく長期保存できるのは、そのための操作が行われているからです。

ただ、なかには「保存料・着色料不使用」と明記してある品物もあります。これにも要注意です。たとえばトマトケチャップは、主原料となるトマトをペースト状に加工したものを材料に使った場合、ペーストに保存料が使用されていても、そこまでさかのぼって原材料欄に記載する義務はないのです。

では、加工調味料の使用をやめたら、何で味をつければよいでしょうか。「原材料のわかるものだけでつくられている調味料」です。具体的に、天然塩、酢、しょうゆ、味噌、本みりんなどです。たとえば純米酢は「米」、しょうゆは「大豆、小麦、塩」、味噌は「大豆、米（小麦）、塩」、本みりんは「米、米麹、焼酎」。このように、材料を想像できるものでつくられた調味料は、腸内細菌のよいエサになります。これらは、細菌の力でつくられた発酵食品であり、材料に腸内細菌のエサになるものが使われています。

ただし、ここに「アルコール」や「調味料（アミノ酸等）」「酒精」「ビタミン」などが加わってくると、話は違ってきます。これらも添加物の仲間です。そこには、化学合成添加物も入ってきてしまうのです。

なお、塩は天然塩を、砂糖は黒糖や三温糖、てんさい糖などを使いましょう。白く精製された食塩や白砂糖は、健康に必要なミネラルなどをそぎ落としています。そのため、身体への作用が強く現れやすく、害となりやすいのです。

おにぎり、サンドイッチは買わない

もう一つ、簡単に化学合成添加物を減らす方法があります。

「簡単につくれるものは、買わない」ことです。

たとえば、おにぎり、サラダ、サンドイッチなど。これらは材料があれば5分でつくれます。その簡単な手間を惜しみ、コンビニやスーパーなどで買うと、たくさんの化学合成品を腸に入れることになります。これらは食品添加物に加え、製造の際に消毒剤や殺菌剤などが使われています。しかし、製造工程で使用される薬剤は、原材料欄に記載する義務がありません。でも、腸に入れれば腸内細菌を減らす原因になります。

簡単につくれるものはつくる。これを心がけると、腸の負担を大きく減らせます。

コンビニ弁当なども同じです。お昼にコンビニ弁当を買うならば、手作りのお店の弁当か定食屋などで食べたほうがよいでしょう。大手のファミレスなどは、調理のほとんどを工場で行っています。大量生産に必要なのは、品質の維持。そのとき、食品添加物や消毒剤、殺菌剤などが使われることになります。

私は講演活動のために、今でも週に2～3回は新幹線に乗ります。あるとき、アトピー性皮膚炎のために肌がカサカサになった若い女性が、通路をはさんで隣の席に座りました。彼女は、駅のコンビニで買ったおにぎりとサラダを食べ、ペットボトルに入ったミルクティーを飲んでいました。もしも彼女がほんの少し早起きをし、おにぎりとサラダとミルクティーを簡単でよいので自分のためにつくっていたなら、アトピー性皮膚炎はここまでひどくならないだろうに、と思いました。

手づくりは、大量生産の食品より少々お金もかかるでしょう。でも、そのお金は、アレルギーの改善に生きるお金です。ここを惜しんで便利さを選ぶと、その負担を腸内フローラと免疫に負わせることになるのです。

ここがポイント

●加工食品を頻繁に食べていると活性酸素が大量発生し、腸内細菌を減らすことになる。

●「加工調味料」「簡単につくれる食べもの」は買わずにつくろう。

油とアレルギー

サラダ油は喘息を悪化させる

毎日使う油。油にも「アレルギーを悪化させる油」と「アレルギーによい油」があります。ここを意識すると、アレルギーの症状はまるで違ってきます。

アレルギーを悪化させる油の代表は、「オメガ6脂肪酸を主成分とする油」です。具体的には、サラダ油、紅花油、ヒマワリ油、大豆油、コーン油、ゴマ油、綿実油、グレープシードオイルなど。なぜ、オメガ6系の油はアレルギーによくないのでしょうか。

通常、常温で液体を保つものを「油」、固体を保つものを「脂」といいます。油が常温で固まらないのは、不飽和脂肪酸という栄養素が多いためです。不飽和脂肪酸には、オメガ3脂肪酸とオメガ6脂肪酸、オメガ9脂肪酸があります。

このうち、オメガ3とオメガ6は、身体に不可欠でありながら、体内で合成できない脂肪酸です。食事から摂取する必要があるとして、「必須脂肪酸」とも呼ばれます。

脂肪酸は、細胞膜の材料になります。細胞膜は丈夫な細胞をつくるとともに、「細菌やウイルスが入り込むのを防止する」「栄養素をとり込み、老廃物を排出する」「細胞間の情報の伝達を行う」など、細胞の健康を守る役目があります。

一方、アレルギー症状は、粘膜細胞が傷つくことで起こる炎症です。つまり、アレルギーを防ぐには、粘膜細胞が簡単に傷つかないよう丈夫にすることも大事なのです。

そのために働いているのが、オメガ３とオメガ６の必須脂肪酸です。

オメガ３は細胞膜を柔軟にします。これに対し、オメガ６は細胞膜を硬くします。丈夫な細胞膜を築くには、柔軟性と硬さをバランスよく備えていることが大事です。それには、オメガ３とオメガ６の摂取比率は、「１対１〜４」が理想です。

ところが現代の食生活は、このバランスを大きく崩します。１対10、ひどい場合は１対50にも偏ってしまっているのです。

こうなると、細胞膜は柔軟性を失い、硬くなります。ガラスのように硬くて柔軟性に乏しいものは、傷つきやすく、わずかな衝撃で壊れます。これは細胞膜も同じです。

しかも、オメガ３には炎症を抑える作用がありますが、オメガ６は炎症を促す作用を持ちます。オメガ6をとりすぎると、アレルギー症状がひどくなってしまうのです。

さらに、オメガ3には気管支をゆるめ、オメガ6には気管支を収縮するという働きもあります。とくに気管支喘息の人はオメガ6系の油をとりすぎてはいけません。

マヨネーズが強いかゆみの原因に

「植物油は健康によい」とよくいいます。オメガ6脂肪酸の「リノール酸」は、血液中のコレステロール値を低下させるので「健康によい」ともいわれます。これが宣伝に利用され、リノール酸の豊富な紅花油やヒマワリ油などの植物油が人気となり、リノール酸を含むマヨネーズやマーガリン、ドレッシングなども広く流通しました。

リノール酸は体内で「アラキドン酸」という物質に変化します。アラキドン酸も身体に必要な成分です。ところが、多くなりすぎてしまうと、健康を害する原因になります。

たとえば、アラキドン酸が増えると血液がドロドロになり、血栓（血の塊）ができやすくなります。血栓が脳で詰まると脳梗塞、心臓で詰まると心筋梗塞になります。がんを促進することもわかっています。これでは、リノール酸の摂取でコレステロール値が低下したところで、なんのための食事療法かわからないでしょう。

しかも、アラキドン酸は、「ロイトコリエン」という物質を生成します。ロイトコリエンも生体に必要な成分ですが、多くなると健康を害するほうに働きます。気管支の収縮、血管の拡張、むくみなどの症状とともに、活性酸素を発生させる好中球の数を増やし、炎症を悪化させるのです。さらにロイトコリエンは、強いかゆみを引き起こします。アレルギー症状を引き起こす物質にヒスタミンがありますが、その作用に比べてロイトコリエンは1000倍も強いとされるのです。

今、アレルギー患者は急増し、子どもにも非常に多くなっています。その一因に、リノール酸の摂取のしすぎがあるのは間違いないでしょう。「マヨラー」という言葉がありますが、マヨネーズを毎日たくさん食べる人ほど、アレルギー体質になるとつらい思いをすることになります。幼いうちからマヨネーズやマーガリンを使い、サラダ油や紅花油で調理した料理を食べていると、少しの刺激で強い炎症を引き起こすような高炎症体質になってしまうのです。

アレルギーの改善には、マヨネーズやマーガリン、ドレッシングの他、サラダ油や紅花油などリノール酸を主成分とする調理油の使用をやめることです。ただし、リノール酸も身体には必要な脂肪酸です。でも、油からとる必要はまったくありません。米や大豆のほか、あらゆる野菜や果物、魚介類や肉にも含まれる脂肪酸だからです。にもかかわらず、調理油や調味料などから日常的にとってしまうので、現在人は過剰摂取になり、アレルギーを悪化させやすい体質になってしまうのです。

マーガリンを食べてはいけない

「トランス脂肪酸を含む油」も、アレルギーを悪化させる油です。マーガリンやショートニング、揚げ油などです。

マーガリンやショートニングは、原材料に植物油を使います。植物油は通常、融点が低く、常温では液体を保ちます。しかし、それらは常温でも固形です。「水素添加」という方法で、本来液体であるはずの油を個体に変えているためです。こうすることで、バターの代わりに使えて酸化しにくく、保存期間も長いマーガリンができました。安価で大量に生産できるというメリットもあります。

しかし、そこに落とし穴がありました。「水素添加」という製造法は、「トランス脂肪酸」という悪しき成分をたくさんつくり出すのです。

トランス脂肪酸は、とてもいびつな形をした脂肪酸です。脂肪を研究している化学者の間では、油に水素添加することを「オイルをプラスチック化する」といいます。人工的につくり出されるトランス脂肪酸は、プラスチックと同じように、自然界の力では分解されにくい性質を持つからです。

事実、トランス脂肪酸が人体に入ると、分解や代謝に多くのエネルギーと時間を消費します。大量のミネラルやビタミンも消耗します。でも、アレルギー反応によって傷ついた細胞を再生させるには、多くのミネラルとビタミンが必要です。しかし、トランス脂肪酸を摂取してしまうと、その対応にミネラルとビタミンがとられてしまうのです。

しかも、トランス脂肪酸は、必須脂肪酸の働きを妨げます。細胞膜の材料として入り込み、構造や働きを不完全なものにしてしまうのです。結果、必要な栄養素を細胞がとり込めなかったり、有害物を入り込ませてしまったり、という困ったことが起こってきます。細胞の栄養状態が悪く、細胞間の伝達機能も衰えた細胞膜に、トランス脂肪酸はしてしまうのです。細胞膜が不安定になれば、わずかな刺激でも炎症が悪化しやすくなります。アレルギーを起こした場合、症状が強く現れる、ということです。

しかも、**トランス脂肪酸が免疫力を低下させる**という報告も相次いで行われています。NK細胞やキラーT細胞などの働きを悪くしてしまうのです。

もともとマーガリンが開発されたのは、「バターは動物性の脂質なのでコレステロールを増やし、心臓病を誘発する。植物油は健康にいい」という間違った考えが広がったからです。しかし、マーガリンもショートニングも、アレルギー性疾患に悩む人が食べてよい油ではないのです。それならば、バターを使ったほうがよほどよいでしょう。

また、揚げ油も高温で油を熱するうちにトランス脂肪酸が発生します。アレルギーがひどいのに、フライドポテトや唐揚げ、トンカツなどの揚げ物、ポテトチップスなどのスナック菓子を食べている人がいます。それは自ら症状を悪化させる行為です。

さらに、手作りパンやドーナッツのお店でも、ショートニングをよく使っています。食感がサクッとおいしく仕上がるからです。ここも注意するポイントです。

大量生産の油には神経毒が含まれる

かつて、ヨーロッパには村ごとに油屋がありました。亜麻やゴマなどの植物の種を圧搾して絞り出し、樽に入れて馬車に積み、一軒一軒売り歩いていました。本来、油は傷みやすい生鮮食品なので、買い置きができなかったのです。

しかし現代は、工業化によって油を大量生産するようになりました。大量に安価に抽出するための加工が行われるようになったのです。油が傷むのを防ぐために、多くの操作が加えられています。油が傷むのは、酸素に触れて酸化するからです。そこで、油の不純物をとり除き、高温下で精製され、脱臭や漂白が行われています。

結果、油の有効成分が失われました。ビタミンEやβ-カロテン、レシチンなどです。ビタミンEやβ-カロテンは強力な抗酸化作用を持ち、レシチンは細胞膜の原料となるリン脂質の一種です。優れた健康作用がすべて奪われているのです。反対に、トランス脂肪酸という有害な物質が含まれました。高温下で精製する際に、不飽和脂肪酸の一部がトランス脂肪酸に変質してしまうのです。

しかも、オメガ6脂肪酸のリノール酸やアラキドン酸が、製造の過程で、ヒドロキシノネナールという神経毒を大量に生み出すことがわかっています。これは油脂が酸化してできる過酸化脂質の一種で、神経細胞を壊してしまう働きを持ちます。この脂質の発生量は、リノール酸の含有量と加熱時間によって違ってきます。サラダ油は大半がリノール酸です。健康によさそうなイメージの紅花油も8割ほどがリノール酸です。

ヒドロキシノネナールの有害性については、アメリカのミネソタ大学のサーリ・ツァラニー博士が警告しています。研究結果は、2005年の米国油脂化学学会で発表されました。博士は、心疾患や脳卒中、パーキンソン病、アルツハイマー病、肝臓疾患、がんなどを起こす危険性について述べています。また、実験では、**リノール酸を185度で30分加熱すると、ヒドロキシノネナールが発生する**のを確認しています。家庭ではサラダ油や紅花油を揚げ物に使うでしょう。博士はその危険性についても述べています。ヒドロキシノネナールは、油の再加熱によっても生成されます。2回3回と使い回していると、ヒドロキシノネナールの発生量は増えていってしまうのです。

亜麻仁油とエゴマ油でアレルギー改善

アレルギーの改善にはどんな油がよいでしょうか。

オメガ３脂肪酸を主成分とする油です。オメガ３系の油には、細胞膜を柔軟にして質を向上させ、炎症をやわらげる作用があります。

しかも、血液をサラサラにして血流を促進し、がんなどの生活習慣病や認知症を予防・改善します。うつ病の改善にもよく、美肌効果もあります。

オメガ３脂肪酸は、オメガ６脂肪酸が持つ悪い働きを軽減してくれるのです。

ただし、オメガ６脂肪酸の摂取量を減らさないまま、オメガ３脂肪酸をとったところで、オメガ３脂肪酸の効能を身体はうまく生かせません。オメガ６脂肪酸が血液中を大量に流れてくると、必然的にそちらが細胞膜の材料に使われてしまうからです。オメガ３系の油をとるならば、サラダ油などオメガ６系の油の使用をやめることです。

では、オメガ３系の油には、どんなものがあるでしょうか。

一つは、亜麻仁油です。成熟した亜麻の種子から搾った、黄金色をした油です。良質な栄養源や治療薬としての薬効が古代より知られていて、多くの国で古くから食されてきました。その健康効果の高さは「太陽の聖なる油」とも讃えられています。

亜麻仁油の健康作用は、第一にα-リノレン酸というオメガ3脂肪酸にあります。

また、強力な抗酸化作用を持つ「リグナン」という成分も豊富です。アレルギー症状は、活性酸素の害によっても悪化します。その害を抑えるのが抗酸化作用です。

リグナンには、血液をサラサラにする働きもあり、動脈硬化を改善し、血栓ができるのを防ぐ作用があります。さらに、女性ホルモンの一種であるエストロゲンに似た働きがあり、「植物ホルモン」とも呼ばれます。女性の更年期障害や不妊症の改善、自律神経のバランスの調整にも、よい働きをしてくれるでしょう。

もう一つは、エゴマ油です。シソ科のエゴマの種子から搾った油で、エゴマを食べていると10年長生きできるという意味で「ジュウネン」と呼ばれることもあります。

エゴマ油もα-リノレン酸が豊富です。加えて、強力な抗酸化作用を持つ「ルテオリン」という物質も持ちます。エゴマ油を2～4週間、喘息患者にとらせたところ、アレルギー症状を起こす物質の働きを抑え、肺活量や呼吸量が増えたという報告もあります。

毎日スプーン1杯を生のままで

健康作用の高い亜麻仁油とエゴマ油ですが、あまり流通しない理由が２つあります。一つは、「加熱調理に向かない」ことです。炒め物や焼き料理などに使えないのです。オメガ３脂肪酸は、とくに酸化しやすい性質を持ちます。油は酸化すると「過酸化脂質」というとても毒性の強い物質に変化します。これを大量にとると、腸管を傷つけ、下痢などを引き起こします。使い古した油でつくった揚げ物を食べて気分が悪くなった経験はないでしょうか。あれも過酸化脂質が起こす症状です。

ですから、**亜麻仁油やエゴマ油は、「生」のままとる**ことです。サラダや青菜のおひたし、味噌汁、納豆、豆腐などなんでもよいでしょう。１日にスプーン１杯、毎日の食事にかけて食べてください。しょうゆなどと同じように食卓に置き、料理にかけてとるようにします。私はサラダにドレッシングは使わず、亜麻仁油と塩で食べています。シンプルな味つけですが、素材の味が生きてとてもおいしくなります。

また、亜麻仁油やエゴマ油は、保存中にも酸化が進みます。料理には食べる直前にかけ、使用後はフタをしっかりして冷暗所で保存します。直射日光や蛍光灯などの光は避け、ガスコンロのそばにも置かないことです。冷蔵庫に入れるのが、いちばん安全でしょう。ただし、冷やしすぎもよくないので、冷凍保存はいけません。

亜麻仁油やエゴマ油は、黒っぽくて小さなビンに入っている商品が多くなります。劣化を防ぐためです。反対に透明なビンや、黒っぽくてもプラスチックの容器に入っている商品は選ばないことです。消費者に届く間に酸化が進んでいる可能性があります。そもそも、低温圧搾（コールドプレス）という製法で丁寧につくられた油は傷みやすく、粗末な容器に入れておけるはずがないのです。

亜麻仁油やエゴマ油が広く流通しにくい2つめの理由は、ここにあります。低温圧搾という昔ながらの製法で丁寧につくられる油は、少々高価です。高価なのに、少量しか入っていません。大量生産の油に慣れた人には「もったいない」と感じられるでしょう。

けれども**油は、人体を構成する約37兆個すべての細胞膜の材料になります**。免疫細胞にも、腸の粘膜細胞にも、脳細胞の材料にもなります。どんな油を使うかで、健康状態はまるで違ってきます。油で質のよい細胞膜をつくり、つらい症状から解放されるならば、これほどすばらしい投資はない、と私は思うのです。

大衆魚ほど刺身で食べたい

オメガ3脂肪酸は、魚にも豊富です。

魚には、DHA（ドコサヘキサエン酸）とEPA（エイコサペンタエン酸）という脂肪酸が含まれます。これらはオメガ3脂肪酸の仲間です。ですから、魚をよく食べると全身の細胞膜の質がとてもよくなり、アレルギー症状の軽減にも働いてくれます。

では、DHAとEPAをどのくらいとるとよいでしょうか。厚生労働省は、一日の摂取量の目安を1グラム以上としています。刺身であれば、マグロはトロで4～5切れ、ブリで6～7切れ、カツオで4～5切れ、サンマやアジは中程度の大きさで3分の2尾程度です。これに対し、日本人は平均して0・4ミリグラムしかとれていません。

では、DHAやEPAを効率よくとるには、どうするとよいでしょうか。脂ののった旬の魚を生のまま食べることです。加熱するとDHAやEPAが流れ出てしまいます。焼いた場合で約20パーセント、揚げた場合で約50パーセントも減ります。

ただ、最近は養殖の魚も多くなっています。養殖の魚は、エサや運動量の関係から、脂肪酸の含有量が天然魚より少なくなります。刺身を食べて魚油をしっかりとっていたつもりが、実際は思ったよりとれていなかった、ということもあります。

でも、天然魚は高価なイメージがありますよね。DHAやEPAは、青い背の魚（青魚）に豊富です。イワシやアジ、サンマ、サバなどの大衆魚にも多いのです。旬や盛りの季節であれば、安価に購入できる魚です。こうした旬の魚を上手に選びましょう。

一方、マグロのトロやウナギにも豊富です。サケや筋子にも多く含まれます。

なお、加熱して食べるときには、流れ出た魚油も一緒にとれる工夫をしましょう。たとえば、ホイル焼きや煮もの、蒸しものなどにし、このとき出たスープも一緒に食べます。これらの調理法は加熱の温度がさほど高くなく、酸化の度合いも抑えられます。過酸化脂質は、油脂を130度以上に熱すると発生するとされます。

一方、焼き魚を食べるときには、大根おろしを添えることです。日本では焼き魚に大根おろしを添える習慣があります。大根の辛み成分には強力な抗酸化作用があります。焼き魚と一緒に大根おろしをとるのは、きわめて理にかなった食べ方なのです。

加熱調理にはオリーブオイルを

サラダ油などを使えないとなると、加熱調理にはどんな油を使うとよいでしょうか。おすすめは、オリーブオイルです。この油の主成分は、オメガ9脂肪酸であるオレイン酸です。オレイン酸は、体内で合成できる脂肪酸です。ですから、これをとってもオメガ3とオメガ6のバランスを乱すことがありません。

しかも、保温効果にも優れています。オリーブオイルをとることによって、腸管を温められると期待できます。腸は冷えると働きが低下し、免疫機能も落ち、免疫細胞の動きも弱まります。**アレルギーの改善には、腸をいつも温めておくことも大切**です。

オリーブオイルが加熱できるのは、強力な抗酸化作用を持つためです。ビタミンEやポリフェノールなどの抗酸化作用が豊富で、酸化しにくいのです。ただ、１３０度以上に熱すれば、過酸化脂質が発生しやすくなります。加熱のしすぎには注意しましょう。

なお、オリーブオイルと一言でいっても、商品によって品質には天と地の差があります。選ぶポイントは、「エキストラ・バージン・オリーブオイル（ＥＶオリーブオイル）」

にすること。ＥＶオリーブオイルと名乗っているのは、国際オリーブ協会の規定をクリアしている証しです。この油は低温圧搾という昔ながらの方法で、熱も化学薬品も加えず、手間暇かけてつくられています。オリーブの果実を搾ってろ過した、化学的な処理をまったくしていない油で、酸度は０・８パーセント以下と決められています。

このＥＶオリーブオイルを生のまま口にすると、ピリリとした刺激を感じます。オレオカンタールという天然の有機化合物によるものです。これも抗酸化物質の一つで、抗炎症作用のほか、脳内の神経細胞の情報伝達を担う働きもあると知られています。

ただし、ＥＶオリーブオイルと名乗っていても、品質には商品でだいぶ差があります。購入にあたっては、「黒っぽいビンに入っていること」「プラスチックの容器が使われていないこと」を一つの目安に選ぶとよいと思います。

ここがポイント

●マヨラーがアレルギーになると、強いかゆみが現れやすくなる。

●サラダ油など大量生産の油を食べ続けると、パーキンソン病やアルツハイマー病になる危険性が増す。

●亜麻仁油やエゴマ油、青魚など、オメガ3系の油をたっぷりとり、アレルギーを起こしにくい細胞膜をつくろう。

「生きた細菌＋水溶性食物繊維＋オリゴ糖」で腸内環境を改善

日本の発酵食品が最適

ここまで実践すると、腸の健康を害し、免疫力を低下させるものをだいぶ排除できます。そのあとに腸内環境を整えていくと、効果をスムーズに感じられるでしょう。

そこで始めたいのが、腸内フローラを育てる食事法です。

ファーストステップは「プロバイオティクス」。「生きた細菌類」を摂取し、乱れた腸内フローラを整えるという腸内環境の改善策です。

3歳までに腸内フローラの組成ができあがると、その後は、どんなにすばらしい善玉菌が入ってきても、通常は、腸にすみつくことが許されません。数日のうちに腸から排除されます。それでも、**生きた細菌を腸に入れることが大切なのは、腸内細菌には仲間の細菌がやってくると働きを活性化させる性質があるから**です。だからこそ、私たちにはたえず外界の細菌たちをとり込む生活が必要なのです。

プロバイオティクスの実践に有効なのは、発酵食品です。とくに日本人の腸内フローラには、日本人が古くから食べてきた発酵食品が最適です。

私たちの腸内フローラは、親など養育してくれた人の細菌を多く受け継ぎます。腸内細菌は、親から子へと垂直伝播します。ですから、親から子へと食べ継がれてきた発酵食品には、日本人の腸内細菌となる細菌がたくさんすんでいます。つまり、腸内フローラの組成は、民族によっても大きく異なるということ。実際、大便を調べれば、それがどの民族のものかほぼ特定できます。

日本人の私たちは、味噌や納豆、ぬか漬けの細菌を持っています。しょうゆや酢、かつお節などの細菌もいるでしょう。幼いころによく食べた発酵食品も最適です。

私は、母親と家政婦さんに育てられました。母親は京都の人で、家政婦さんは韓国の女性です。私の腸には京漬物とキムチの細菌がたくさんいます。「腸の調子が悪いな」「免疫力が落ちているな」と感じると、京漬物かキムチを食べるようにしています。

また、郷土料理には、発酵食品が多く見られます。自分が生まれ育った地域の発酵食品や両親や祖父母のふるさとの発酵食品なども、頻繁に食べるとよいと思います。

では、ヨーグルトはどうでしょうか。ヨーグルトはちょっと注意の必要な食品です。乳製品も代表的なアレルゲンの一つで、現在は大丈夫でも、人によっては食べすぎることでアレルギー反応を引き起こすことがあるからです。

また、日本人が牛乳を飲むようになってからの歴史は浅く、牛乳中の糖質（乳糖）を消化する酵素をあまり持っていない人が多く見られます。こうした人は、牛乳を飲むと下痢や腹痛を起こします。この症状を「乳糖不耐症」といいます。ヨーグルトは発酵によって牛乳より消化しやすくなっていますが、乳糖は残っています。ヨーグルトは食べすぎには気をつけて、1日小皿1杯（100グラム）程度を目安にしましょう。

なお、乳酸菌やビフィズス菌は胃酸に弱く、胃を通過する際、約9割が死んでしまいます。そうだとするならば、ヨーグルトを食べることは無駄でしょうか。そんなことはありません。たとえ菌は死んでも、仲間がエサとしていた溶液は、腸内細菌にとっても優れたエサになります。しかも死んだ菌体には、仲間を活性化させる働きもあるのです。「菌が生きて腸まで届くヨーグルト」が人気です。生きた菌が届けばそれは喜ばしいことですが、**死んだ菌も腸内環境の活性化に十分に働いてくれる**ということです。

「ひじき納豆」は究極の一品

最近では、生きた細菌ばかりでなく、善玉菌のエサになる物質を腸にとり込んでいこうという「プレバイオティクス」もさかんに行われるようになりました。

善玉菌のエサになるのは、水溶性食物繊維やオリゴ糖などです。

短鎖脂肪酸を増やしてくれるヤセ菌は、「高食物繊維」「低脂肪」「低糖質」という腸内環境を好みます。野菜をたっぷり食べ、肉の脂身や乳製品などの脂肪、白米や小麦粉食品、砂糖などの糖質をなるべく減らすようにすると、ヤセ菌を増やせます。

さらに、腸内フローラの改善によい方法があります。「シンバイオティクス」です。プロバイオティクスとプレバイオティクスを一緒に行う方法で、腸内環境を改善する究極の実践法です。上手に行えば、腸内はどんどんよくなるでしょう。

シンバイオティクスの方法としておすすめの料理は、「ひじき納豆」です。日本古来の発酵食品の納豆と、水溶性食物繊維の豊富なひじきを一緒に食べるこのメニューは、最良のシンバイオティクスとなるでしょう。

アレルギーの改善に、納豆は毎日でも食べたい食品です。その納豆をつくっているのが「納豆菌」です。納豆菌は、枯草菌という土壌菌の仲間で、土壌菌は日和見菌の仲間です。そのため、納豆を食べると、腸内フローラの最大勢力である日和見菌の働きを活性化できます。しかも**納豆菌には、乳酸菌やビフィズス菌など善玉菌を増殖させる作用があること**もわかっています。納豆やぬか漬け、キムチ、サツマイモを比較し、どの食品がもっともビフィズス菌を増やすかという実験結果が報告されています。それによると、納豆がもっとも効果の高いことがわかりました。

しかも、枯草菌は胃酸に強く、生きたまま腸に届きます。「生きた細菌を摂取する」というプロバイオティクスの達成に、納豆はとてもよい食品なのです。

さらに、納豆には、善玉菌のエサになるオリゴ糖も含まれます。

一方、ひじきは水溶性食物繊維が豊富なうえ、カルシウムや鉄も豊富です。カルシウムは骨の材料となるだけでなく、腸の健康な働きに欠かせないミネラルです。鉄は、赤血球の材料となります。赤血球は全身の細胞にくまなく酸素を送り、エネルギーの消費量を高めてくれます。たくさんのエネルギーを効率的に使え、身体が元気に動くように

腸内フローラを活性化する「ひじき納豆」のつくり方

「ひじき納豆」は、腸内環境を改善して免疫力を高め、アレルギーを改善する効果を期待できます。

---

① ひじき煮をつくる。

①乾燥ひじきを使う場合は、水でもどし、水けをよくきる。生ひじきを使う場合は、水洗いをする。
②出汁、しょうゆ、みりんと一緒にひじきとみじん切りにしたショウガを鍋に入れ、煮立ったら、鶏肉を少量加え、５分ほど中火で煮る。調味料やショウガの量はお好みで。

② 納豆１パックを小鉢に入れて糸がたくさん出るまでよくまぜ、そこに冷ましたひじき煮をのせればできあがり。

※ひじき煮をたくさんつくって冷蔵庫で保存しておけば、いつでも食べたいときに、ひじき納豆をつくれて便利です。
※アレンジしてみましょう。

「ひじき納豆」＋「刻んだシソ（ビタミンC）」

≫ 美肌効果、貧血改善

「ひじき納豆」＋「刻んだオクラ（水溶性食物繊維）」

≫ 快便、大腸がん予防

なります。疲労回復にもよく、免疫力を高めるためにも働きます。

ひじきなど植物性食品に含まれるカルシウムや鉄は、動物性たんぱく質と一緒に摂取すると吸収率が高まります。ひじきを煮る際には肉を少量でよいので加えましょう。脂身が少なく高たんぱくの鶏むね肉やささ身を細かく刻んで入れるのがおすすめです。

ショウガのみじん切りを一緒に煮ると身体を温める効果が加わります。**体温が1度上がると免疫力は30パーセントも上昇する**といわれます。加熱したショウガを毎日とり、身体をポカポカに温めることも、アレルギーの改善にはとてもよいことです。

ひじき煮は多めにつくり、つくり置きするとよいでしょう。食べるときには、納豆1パックをよくまぜてたくさん糸を出し、その上にひじき煮をたっぷりのせます。納豆には血液をサラサラにする「ナットウキナーゼ」という成分が含まれますが、これは熱に弱いので、ひじき煮は冷蔵庫から出したままが最適。また、納豆だけでは白米が欲しくなりますが、ひじき納豆にするとご飯がなくてもボリュームが出て満足できます。小腹がすいたとき、おやつ代わりにひじき納豆を食べるのもおすすめです。

なお、納豆は1日1パックまでとすることも大事。発酵食品は毎日食べたい食品ですが、一度に大量に食べてしまうと、小腸にいる腸内細菌を増やしすぎ、かえって腸の状態を悪くすることがあります。「過ぎたるは猶《なお》及ばざるが如し」といいます。健康によいこともやりすぎればかえって悪くなることもあると覚えておきましょう。

ここがポイント

- ●私たちの腸には、味噌、納豆、ぬか漬けなどの細菌がたくさんすんでいる。
- ●毎日1杯の「ひじき納豆」で善玉菌とヤセ菌を増やそう。

フィトケミカルこそアレルギーを改善する魔法の成分

ニンニク、キャベツで酸化を止める

アレルギーは文明がつくり出した奇病です。活性酸素を発生させやすい文明社会に生きる私たちがアレルギーを改善するには、抗酸化力のある食品を積極的にとることです。抗酸化力のある成分は、植物性の食品に豊富です。植物のなかに含まれる化合物に強力な抗酸化作用があるからです。その化合物を「フィトケミカル」といいます。

フィトケミカルは主に、植物の持つ「色」「香り」「辛み」「苦み」の成分です。具体的には、植物の色素やアクの成分です。

代表的なフィトケミカルには、次のようなものがあります。

◎ポリフェノール　果物や野菜の色素成分。葉や花、茎、皮などに豊富。

◎カロテノイド　海藻や緑黄色野菜に含まれる黄色や赤色の色素成分。

◎イオウ化合物　ニンニクやネギの香り、大根やからし菜などの辛み。
◎テルペン類　ハーブ類や柑橘類の香りや苦み。
◎β−グルカン　キノコ類に含まれる難消化糖類。

フィトケミカルは、植物が紫外線や酸素から身を守るために体内に生み出した成分で、活性酸素を無害化する働きがあります。活性酸素は免疫細胞にもダメージを与えます。ですから、フィトケミカルをたっぷりとって免疫力を高め、アレルギーの改善に役立てましょう。

フィトケミカルは、数千種類以上あるとされます。そのなかで、もっとも抗酸化力が高いといわれるのはニンニクです。ナンバー2がキャベツ。ナンバー3は大豆とショウガです。フィトケミカルは抗酸化作用のほかにも健康作用があり、それは種類によって異なります。ですから、さまざまな野菜からフィトケミカルを摂取することが大事ですが、ニンニク、キャベツ、大豆、ショウガは毎日の食卓にとり入れていくとよいでしょう（ただし、これらの食品にアレルギーを起こす人は、除く必要があります）。

レンコンにアレルギーを抑える効果

アレルギー体質を改善し、花粉症などのアレルギー症状を軽減させるには、ＩｇＥ抗体の産生を抑え、肥満細胞を安定させることも大事です。そういった働きをアレルギー抑制作用といいます。この作用を持つ野菜もあります。それは、根菜類、ニンニク、シソです。このなかで効果がもっとも高いとされるのは、根菜類のレンコンです。

レンコンは、鼻水や鼻づまりなどにもっともすばやい効果を示します。漢方でも、レンコンは炎症を抑える作用があるとして、生薬の一つとして扱われています。

シソもアレルギー抑制作用に加え、優れた抗酸化作用のルテオリンというフィトケミカルを持っています。ルテオリンは、ポリフェノールのフラボノイドという色素成分の一種です。ロスマリン酸というポリフェノールにもアレルギーを抑える作用があります。

シソの他にも薬味になる香味野菜には、強力なフィトケミカルがたっぷり含まれます。長ネギ、タマネギ、大根、セロリ、カイワレ、セリ、ショウガ、ミョウガ、ニラ、ニンニク、ワサビなど。パセリやミントなどのハーブ類にもフィトケミカルは豊富です。ですから、アレルギー体質の人ほど、薬味をもっと積極的にとりましょう。

私は週に1度は、新鮮な刺身で「簡単カルパッチョ」をつくって食べます。刺身を皿に並べたら数種類の香味野菜をたっぷりのせ、亜麻仁油と醤油、ワサビ、酢を混ぜたタレをかけるだけ。簡単にできて、免疫増強効果にも抗炎症効果にも優れた一品です。

なお、香味野菜のなかでクレソンは、喘息を抑える食品として有名です。クレソンは好中球に働きかけ、活性酸素の発生量を抑えます。有効成分はイソチオシアン酸アリルというフィトケミカルです。これは、ニンニクやトウガラシに含まれる硫化アリルの仲間で、ワサビのツンとくる成分と同じです。クレソンを常食していると、1週間から10日ほどで喘息の発作が治まったという報告があります。

ルイボスティーでフィトケミカル補給

フィトケミカルをたっぷり含むお茶があります。南アフリカを原産とするルイボスティーです。都市ケープタウン近くの山脈にのみ生息する針葉樹ルイボスの葉を乾燥させてつくります。ルイボスとは「赤いやぶ」という意味です。

その地は非常に乾燥し、紫外線が強く降り注ぐ土地です。朝晩の気温差は30度にもなります。こうした厳しい土地で育った植物は、強力なフィトケミカルを持ちます。

また、現地の土壌はミネラルも豊富です。マグネシウムやカルシウム、カリウム、亜鉛など、日本人に不足しがちなミネラルが多く含まれています。

最近は、日本でも簡単にルイボスティーを購入できるようになりました。効能をしっかり得るには、煮出すことが大事です。ルイボスの葉は硬く、煮出さなければ栄養素を抽出できません。ただ、20分以上煮ると、渋みが出てしまうので、中火で15分程度煮出すとよいでしょう。

ここがポイント

●「色」「香り」「辛み」「苦み」の強い野菜や果物を選ぶと、アレルギー改善に役立つ。
●週に1度は、新鮮な魚とたっぷりの薬味で「簡単カルパッチョ」を食べよう。

第4章 アレルギー症状を軽くする生活術

アレルギー体質を変えたければ、飲み水にこだわりなさい

毎日の飲み水で体質が違ってくる

みなさんは、一日のなかでどんな水をどのくらい飲むでしょうか。

アレルギー体質の改善には、水も大事です。人の身体は、成人で約6割が水分でできています。子どもの身体の水分量はそれより多くなります。

身体のなかの水は、血液やリンパ液として循環しながら、栄養物や酸素を運び、老廃物を排泄し、体温や体内の浸透圧などを一定に保っています。細胞間の乱れをチェックする働きもあります。新陳代謝をうながす作用もあります。新陳代謝のスピードは、腸壁を形成する粘膜細胞がもっとも速いことはお話ししました。**フレッシュで働きのよい粘膜細胞をどんどん生み出していくためには、水が欠かせない**のです。

水は、生命という壮大なドラマのなかで、一人数役の働きをしています。道元禅師は「一切《いっさい》衆生《しゅじょう》悉《しっ》水《すい》現状《げんじょう》」と述べています。「すべての存在は水そのものだ」という意味です。

私たちの命も水そのものであり、体質をつくるのもまた水なのです。

その水をいい加減にしてはいけません。自分が毎日どんな水を飲むのかを大切にすることは、自分を大切にすることに等しい、と私は考えています。

体質改善によい水の大前提は「生水」です。大自然から湧き出す天然水のことです。自然が私たち生物に恵んでくれる水には、生きた力があります。しかし、煮沸したり、消毒したりすると、水の生理活性効果は失われます。殺菌剤である塩素をたっぷり含む水道水を煮沸して飲んでいても、アレルギーの改善に役立てることはできないのです。

アレルギー改善のための水、４つの条件

アレルギー体質によい水選びのポイントは４つです。大事なことはすべてペットボトルのラベルに記載されています。４つの条件すべてを満たす水を探すのが大変ならば、それぞれの条件に適した水を交互に飲むようにしてもよいでしょう。

【1】「非加熱」の水。天然の生水

数十年もの歳月をかけ、磁鉄鉱や石灰岩など厚い地層を通り抜けて湧き出した水は、地層という天然のろ過装置をくぐり抜けています。そのなかでもとくに清浄な水は、細菌の混入がなく、煮沸殺菌しなくても安心して飲むことができます。天然水のラベルに「非加熱」との記載があれば、加熱殺菌しなくても安心して飲める水ということです。

免疫細胞も体細胞も1万年前から変わらないのですから、1万年前の人たちが飲んでいた水こそ、細胞レベルから人を健康にし、体質改善によい水です。反対に、塩素などの消毒剤を含む水は活性酸素を発生させます。水を沸騰させれば、体質改善に必要な水の生理活性が失われることになります。

【2】「鉱泉水」「鉱水」「温泉水」

水のラベルには、原材料欄があります。そこには、どこからとられた水か示されています。体質改善によいのは「鉱泉水」「鉱水」「温泉水」。これらは、雨や雪が数十年かけて浸透し、地層深くから湧き出してきた天然水です。地層のミネラルを豊富に溶かし込んでいます。そのミネラルが老廃物の除去や体内の活性化に役立ってくれるのです。

一方、「井戸水」「湧水」「伏流水」は、たとえ「ミネラルウォーター」と名乗っていても、ミネラルをほぼ含んでいないと考えてよいでしょう。

【3】「アルカリ性」の水

アルカリ性の水であることも大事です。アルカリ性の水には、酸化還元力があります。活性酸素によって酸化してしまった細胞を、もとに戻す力のことです。酸化還元力は、pH値の高いものほど優れていることになります。天然水ならば、pHが７・５以上のものを選ぶとよいでしょう。

また、人の体内は通常、胃腸を除き、アルカリ性に保たれています。ところが疲れてくると、酸性に傾きます。アルカリ性の水は体内環境を調整してくれるのです。体内の老廃物を排除して内臓を活性化する作用も期待できます。

最近人気の炭酸水はほとんどが酸性の水です。炭酸水には、疲労回復や血流促進などの働きがあります。これを飲むときにはサッと飲み、ダラダラとは飲まないこと。なお、食事の前にコップ1杯ほど炭酸水を飲んでおくと、満腹感を得やすく、ダイエットによいでしょう。

【4】硬度300㎎／L以上の「硬水」「超硬水」

アレルギー体質の改善にとくに大事なミネラルは、カルシウムです。免疫細胞を正しく働かせ、腸の蠕動運動を活発にして便通をよくし、皮膚や粘膜の炎症を抑える作用があります。天然水に含まれるカルシウムは、イオン化されていて粒子が細かく、体内にほぼ100パーセント吸収されます。

なお、体がカルシウムを有効に活用するには、マグネシウムも必要です。マグネシウムは、大便を大きく立派に育てるためにも必要なミネラルで、便秘解消作用もあります。水に含まれるカルシウムとマグネシウムの量は、「硬度」という数値によって表されます。体質改善に飲むならば、硬度300㎎／L以上の水を選ぶとよいでしょう。

私が日常的に飲んでいるのは、「エビアン」「コントレックス」「ヴィッテル」などです。国産の水にも非常に優れた硬水があります。愛媛県の「四国カルスト天然水・ぞっこん」、三重県の「命のみず」、青森県の「浅虫温泉水・仙人のわすれ水」、大分県の「マグナ１８００」などです。

アトピー性皮膚炎にはシリカ水を

アトピー性皮膚炎の改善に期待できる水があります。「シリカ水」です。

天然水に含まれる水溶性のシリカ（二酸化ケイ素）には、人の細胞膜を強くする働きがあります。細胞膜を丈夫にできれば、炎症が抑えられ、アレルギー症状を軽くすることができます。腸壁も健康になり、免疫力も強化されるでしょう。

しかも、水溶性のシリカには、体内のコラーゲンの生成を助ける働きがあります。コラーゲンはたんぱく質の一種で、身体を構成するたんぱく質のうちの約３割を占めます。皮膚における主な働きは、細胞と細胞のすき間を埋めて細胞を整然と配列し、水分を保つことです。肌のコラーゲン量を増やせれば、アトピー性皮膚炎のカサカサした乾燥肌を潤いのある肌へと変えていくことができます。

コラーゲンは、若いころにはどんどん新しくつくられるのですが、20歳をピークに生成量は減少していきます。40歳以降は、著しく減ります。40歳を過ぎたころから肌の老化が目立ち、シワが増えてくるのは、コラーゲンの体内量が減ってしまうからです。

原因は、その材料となるシリカが減っていくことにあります。シリカは体内で生成できないのに、成人で1日あたり10～40ミリグラムも減っていきます。ですから、シリカ水や食事からとることが必要なのです。

私が毎日飲んでいるのは、宮崎県小林市、霧島山系の水で、大量のシリカを含んでいます。本来ならば加熱殺菌など必要のないクリーンな水ですが、九州では水への規制が厳しく、生水のままは許可がとれなかったそうです。そこで、水の活性を壊さないよう細心の注意を払って数秒間のみ加熱しています。

こうなると「非加熱の水」ではなくなってしまいますが、それでも私が霧島山系の水を飲むのは、国産の水のなかで、シリカの含有量がずば抜けて多いからです。1リットル中に90ミリグラム以上含むものは珍しく、出合ったときにはうれしくなりました。

なお、シリカは、穀物のキビにも豊富です。料理に加えると、プチプチとした食感がとても美味です。ゆでたものをサラダにのせて食べるのもおいしく、味噌汁やスープの具の一つにするのもおすすめです。

体質改善！　水飲みタイムスケジュール

では、具体的にどんな水をどのように飲むとアレルギー体質の改善に役立つでしょうか。「体質改善！　水飲みタイムスケジュール」を紹介しましょう。

《起床後》

朝は口内にたくさんの細菌が繁殖しています。そのまま水を飲むと大量の細菌が一度に腸に入ってきて、腸内フローラに負担を与えます。そこで、水を飲む前にはうがいを数回しましょう。

その後、硬水か超硬水、シリカ水のいずれかをコップ1～2杯、いっきに飲みます。水は冷蔵庫の野菜室でほどよく冷やしておくとよいでしょう。朝いちばん、キリリと冷えた水を流し込むと、胃腸がすっきりと目覚めて便通がよくなり、自律神経の乱れも整ってきます。睡眠中、体内の水分は失われ、血液はドロドロになっています。朝の水は、血流をよくするうえでも大事です。免疫細胞は血液によって体中に運ばれますから、朝の水はその働きを助けることにもなります。

《日中》

日中は、硬水か超硬水、シリカ水、アルカリ性の水など、自分に必要と思う水を選んで飲みましょう。日中の水の飲み方で大事なのは、「ちびりちびり」と飲むこと。のどに渇きを感じる前に、1回にコップ半分から1杯の量をこまめに飲みます。そして、合計で1~1・5リットルの水をとります。冷水か常温水かはお好みで大丈夫です。

こうした水の飲み方を「ウォーターローディング法」といいます。もともとプロスポーツ選手が持久力を高め、成績の向上を目指して開発された方法です。試合前の一定期間、毎日1~1・5リットルの水を飲み、体内を水で満たしておきます。すると、試合中に水分を失っても、運動能力の低下を防げます。また、水をこまめに飲んでいると、血管が柔軟になります。こうなると、血流がよくなり、細胞の新陳代謝もうながされ、体内が活性化されます。この水飲み健康法は、アレルギー体質の改善にも非常に有効です。免疫力の向上に役立つためです。

《夕方から就寝まで》

夕方6時ごろから布団に入るまで、お風呂上がりなども、アルカリ性の軟水を常温で飲みましょう。硬度の高い水はミネラルが豊富で、就寝前の胃腸には負担になるからです。とくに腸は、私たちが眠っている間、免疫力を活性化させて体内を修復するなど、重要な多くのことを行います。ですから、就寝中の胃腸に負担をかけない水を選んであげましょう。これは、食事も同じです。夕食では「よく噛んで食べる」「食べすぎない」「消化吸収のよいものを食べる」ことが、アレルギー体質の改善に役立ちます。

なお、就寝前にもアルカリ性の軟水を常温で1杯飲みます。夜中にトイレに起きたときにも1杯飲みます。「夜中にトイレに行きたくなると困るから」と、就寝前の水分補給を控える人がいますが、これはいけません。就寝中は体内の水分が失われ、血液がドロドロになります。起床後に脳梗塞や心筋梗塞が起こりやすいのは、このためです。**就寝前の1杯は「命の宝水」**です。夜中にトイレに行きたくなったら、ベッドからすぐに立ち上がるのではなく、身体を起こして数分間待ってから、転んだりしないよう、十分に気をつけて向かうようにすることです。

ここがポイント

- 私たちの命は水そのものであり、体質をつくるのも水。飲み水にこだわることは、自分を大切にすることに等しい。
- 自分の体質改善に適した水を日中に1〜1・5リットル、「ちびりちびり」と飲むようにしよう。

笑いはアレルギーの特効薬

1日1回は大笑いをしよう

免疫力の約7割は腸でつくられ、残りの3割は心でつくられます。アレルギー体質の改善には、心の状態も重要です。

では、アレルギー体質の改善に向けて、心をどのように整えていくとよいのでしょうか。

いちばんの方法は「笑うこと」。少なくとも1日1回は声をあげて大笑いする機会をつくりましょう。**人が笑うと、体内ではNK細胞の働きが活性化します**。NK細胞は身体中をたえずパトロールし、番兵のような役割を担っていることはお話ししました。

このNK細胞は、アレルギーの予防にも重要です。NK細胞には、Th1を活性化する働きがあります。反対に、Th1から敵の情報を受けとることで、NK細胞も活性化します。このように、NK細胞とTh1は互いに助け合っています。

一方、アレルギーを担当するのは、Ｔｈ２です。現代人にアレルギーが増えているのは、身の回りの細菌やウイルスをことごとく排除してしまい、Ｔｈ１の力を低下させていることに一因があります。それによってＴｈ２とのバランスを崩し、免疫力が総じて落ちてしまっているのです。このアンバランスを整え、免疫力全体を強くしていく必要があります。そのためには、ＮＫ細胞の働きを活性化することです。

ＮＫ細胞は環境に影響されやすい性質を持ちます。ちょっとしたことで活性を落としてしまうのです。なかでも、精神的なストレスは、もっともＮＫ細胞の力を弱め、数も減らします。ストレスを強く感じる生活が長引くほど、風邪をひきやすく、がんを発症しやすくなるのはこのためです。そして、その一方で、アレルギー症状が強く現れるようになるのです。

反対に、おおいに笑うとＮＫ細胞の活性は上昇します。このことは、大勢の研究者が実証しています。たとえば、がんや心臓病の患者さんにお笑いの公演でおおいに笑ってもらったあと、ＮＫ細胞の活性を測定したところ、ほとんどの人が、観覧後に数値が高くなっていたのです。

１時間大笑いするのがちょうどよい

アレルギー症状を改善させるための笑いには、コツがあります。その一つは、声を出して笑うことです。大声で笑うと、横隔膜の上下運動と腹圧の増減で内臓が刺激されます。小腸と大腸の蠕動運動も活発になります。笑いに腸が刺激され、働きがよくなるのです。これによって、免疫力も上昇します。

また、内臓全体が刺激されることで血流がよくなり、脳の前頭葉に興奮が起こります。前頭葉は、ちょうどおでこの部分にある大脳の一部で、思考をつかさどる脳の司令塔です。ここがよい刺激を受けると、幸福感や快楽を伝える「幸せホルモン」が大量に分泌されます。すると、人は陽気になって、やる気がわいてきます。思考もポジティブになり、ものごとを前向きに考えられるようになります。こうなると、ＮＫ細胞の働きも活性化され、数も大きく増えるのです。

ただし、笑えば笑うほどいいわけではありません。アレルギー改善のための笑いのコツのもう一つは、１時間くらい笑うことです。被験者に喜劇を見て１時間以上笑ってもらうと、全員のＮＫ細胞の活性が上昇しました。ところが、３時間続けて笑うと、今度は活性を低下させてしまう人が現れました。長時間続けて笑うと疲れてしまい、かえって効果が落ちるのでしょう。どんなによいことも「ほどほど」が大事です。

私は講演で話をするとき、「笑うと免疫が高まる」ということをいつも強調しています。ですから講演のときは、がんばって会場の人たちを笑わせて免疫力を上げてもらおうと努力しています。もし、私の講演を聞く機会がありましたら、つまらないギャグでも声を上げて笑ってください。それがお互いの幸せと健康につながるというものです。

人間の子どもは1日３００回も笑うそうです。大人になるとわずか17回に減ります。

笑いはタダで手にできる〝アレルギーの特効薬〟。もっと積極的に活用しましょう。

食事中に小言をいえば子どもがアレルギーに

かつて、私がアレルギーの特効薬を開発しようと、夜も寝ずに研究にいそしんでいたころ、新薬の効果を確かめるために、ネズミをひどいアトピー性皮膚炎にしました。どのようにアトピー性皮膚炎を引き起こしたと思いますか？

ネズミが食事をしようとするたびに、しっぽに電流を流したのです。ネズミはエサを食べようとすると大変な痛みを感じ、ひどくストレスを感じます。生き物にとって、食べるという行為は何よりも大事です。生きる根幹です。その行為が強いストレスを負う原因になれば、免疫力が低下しないはずがありません。実際、この実験をくり返すうちにネズミの免疫力はどんどん落ち、１カ月もするとひどいアトピーになりました。

これと同じことを、あなたは家族など親しい人にしていないでしょうか。

食事の最中、子どもやパートナーに小言をいってはいけません。「こぼしちゃダメ」「姿勢をよくして」「勉強をがんばって」「いい子にしなさい」と子どもにストレスを感じさせると、愛するわが子がアレルギー体質になりやすくなってしまいます。

食事中にパートナーにグチを聞かせれば、相手の免疫力を低下させてしまいます。行きたくもない宴会や食事会に「つきあいだから」と無理に行くのもＮＧです。マイナスの感情を抱えて食事をすれば、そこにストレスが生まれ、あなた自身の免疫力を落としてしまうことになるでしょう。

反対に、家族や親しい人のアレルギーをよくしてあげたいなら、食事中にたくさんほめ、笑顔にさせてあげることです。私は以前、アトピーの名医といわれる10名の先生方と対談したことがあります。そのとき彼らが口をそろえて言ったのは、

「子どもをたくさんほめてあげると、症状が改善する」

ということでした。改善が認められない場合でも、子どもをほめるのだそうです。

「だんだんよくなってきているよ。がんばってるね。この調子でいこうね」と言葉をかけ、風船をあげる。それだけのことで、症状が改善されていくといいます。子どもはうれしくなって、そのぶんストレスが軽減し、免疫力が上昇するのでしょう。

ここがポイント

●1日1回1時間、お笑いや喜劇などを見て、声を上げておおいに笑おう。
●食事中に小言をいうと、子どもやパートナーがアレルギー体質になりやすくなる。

「プーラン・プーラン（ゆっくり、ゆっくり）」と生きよう

泥んこ遊び、してますか

アレルギー体質の改善には、土と触れ合うことも大切です。

法政大学の故千葉康則名誉教授は、かつて、沖縄県の子どもたちのアレルギー性疾患の増加と社会的な諸条件との関連について研究しました。

その調査のなかで、とくに興味深い結果があります。**外で泥んこ遊びなどをしている子どもは、屋内で遊んでいる子どもたちよりアレルギーになりにくい**ことが示されたのです。子を持つ親１万人あまりを対象にしたこの調査では、「屋内の遊びが多くなった」「全体として友だちどうしの遊びが少なくなった」と答えた人のうち、40パーセント前後の子どもがアレルギーになっていました（『日本小児アレルギー学会誌』１９９４年）。

これはだいぶ以前の調査であり、今はもっとその傾向が強くなっているでしょう。ゲームやインターネットの発達によって、子どもは外で元気いっぱい駆け回るより、屋内

でゲームをしたり動画を見たりして過ごす時間が増えています。それが免疫力を低下させる一因になっていることは間違いありません。

たしかに土のなかには、人体に入るとよくない細菌もいます。しかし、その確率はきわめて低いのです。一方で、人の免疫力を高める細菌はたくさんいます。こちらの細菌と出合う確率のほうが、はるかに高いのです。

腸内フローラの最大勢力である日和見菌は、ほとんどが土壌菌の仲間です。3歳までに泥んこ遊びをしたり、床をハイハイしたりしてとり込んだ細菌が腸に定着しています。成長後や大人になってからも、土とどんどん触れ合っていかなければ、せっかく腸にすみついてくれた細菌を活性化できず、数も増やせないことになります。これほどもったいないことはありません。

ところが最近では、幼稚園で砂遊びや泥んこ遊びをさせると、「キタナイ」と親からクレームがくると聞きます。「公園の砂場では犬や猫が糞便をするのでバイキンがたくさんいる」と砂遊びをさせない親も多くなりました。こんなことをしていると、免疫力がどんどん落ち、アレルギー体質の子を増やすばかりです。

休日にはアウトドア体験をどんどんしましょう。少しも衛生的とは思えない原始的な生活が、腸内フローラを育て、免疫力を高めます。海や山、森林など自然のなかで過ごすのが最高ですが、それが大変ならば、近所の公園で遊んだり、自宅の庭で花や野菜を育てたりするだけでも、土壌菌を摂取することはできます。

ゆっくりゆっくり進もう

カリマンタン島に私が滞在していたときのこと、私は数人の子どもと一緒に島のジャングルに入りました。マラリアはどのような種類のハマダラカに媒介されているのか調査するため、ボウフラが生息する泉を案内してもらったのです。

そのとき、一人の子どもがするすると木に登り、何かを捕まえて降りてきました。彼の手のなかでは、３羽のヒナドリがピヨピヨと鳴いていました。私は、「やあ、かわいいね」と彼のそばに駆け寄りました。

ところが３羽のヒナドリは、あっという間に子どもたちに首をひねられ、毛をむしられ、ムシャムシャと食べられてしまったのです。

「ドクターにもあげるよ。とってもおいしいよ」

私は呆然とただ見守るばかりでした。でも、その姿は、なぜだか残酷とは感じられませんでした。島のジャングルでは、生き物はすべて「食うか、食われるか」という生存競争のなかにあります。島の子どもたちは、じっと待っていては、たんぱく源の食料などめったに口にできません。小鳥や魚など欲しいものはなんでも自分たちで見つけ、苦労して獲得しているのです。

「子どもを不幸にする一番確実な方法は何か。それはいつでもなんでも手に入れられるようにしてやることだ」

ルソーは教育論『エミール』にこんな一節を残しています。このとき私は、島の子と日本の子をどうしても比べずにいられませんでした。

日本の子どもたちの周りには、物があふれています。食べ物もあふれています。一言「おなかがすいた」と言えば、食べ物が渡されます。授業に宿題、部活、塾や習い事などすべてが用意されていて、忙しい日々を過ごしています。飽食や過食をもじって、「飽育、過育の時代」という言い方をする学者もいます。豊かな暮らしをしているようですが、それが子どもたちの生きる力を高めているのかといえば、疑問でしょう。

一方、日本の子たちから見れば「何もない」と感じられるだろう島の子たちは、明るく、陽気で、きりりと締まった顔をしていて、その目の輝きから「生きている証し」が見られます。ヒナドリをむさぼるこの子たちに、アレルギーという生命力の低下が起こす奇病は生じるはずもないと、このとき私ははっきりと感じたのでした。

インドネシア語で大好きな言葉があります。「プーラン・プーラン」。「ゆっくり、ゆっくり」という意味です。時間に管理され、心の余裕を失いやすい私たちですが、プーラン・プーランと生きることも心の免疫力を高めるには大切なことです。

ペットアレルギーが増えている

今、犬や猫にアレルギーを起こす人が、大人にも子どもにも増えています。ペットの糞や毛が室内のチリと混ざって、気管支喘息やアレルギー性鼻炎の原因になるのです。ペットの唾液や尿にアレルギー反応を示す人も多くなってきています。

日本人の超清潔志向はとどまるところを知りません。免疫力を高めてくれる微生物たちとの共生を断つことはもちろん、自分の汗や大便のにおいまで消し去ろうという極端なところまで今や来ています。

ところが不思議なことに、ペットに関する限り、日本人の極端な清潔志向はどこかにぶっ飛んでしまっています。ペットと一緒に寝たり、食事をしたりするのは当たり前。平気でキスまでします。かわいいペットならいつまでもお風呂に入れず、かなりのにおいが漂っていても、「キタナイ」とは感じないようです。部屋にペットの毛が散らばっていても、服に毛がくっついていても、平気な人も珍しくありません。こうした人たちもまた「ペットが原因のアレルギー病」にかかりやすい人たちです。

清潔志向の行きすぎは、たしかにアレルギー性疾患を引き起こします。しかし、「汚れすぎ」もまたアレルギーを起こすのです。

飼い主がペットのアレルギーになると、ペットも不幸です。ペットに罪はありません。なかには手放すことを考える人もいるようですが、人間のほうにできることはたくさんあります。まずは身体をきちんと洗ってあげること、よくブラシをかけて毛の抜け落ちるのを防ぐこと、犬の場合は服を着せるなどして毛の飛散を防ぐこと、衣服やカーペットについた毛をガムテープなどでこまめにとり除くことから始めましょう。

また、ペットのアレルギーと思っていたら、クーラーのフィルターや家にたまったホコリが原因だった、ということも、実際によくあります。とくにクーラーのフィルターにホコリがたまっていると、気管支喘息を起こしやすくなるので注意しましょう。

ただし、部屋をきれいにするために、薬剤をまき散らすのは話が違います。これもまた、アレルギーを起こす原因になるので、やってはいけません。

なお、犬や猫を飼っていると、彼らが土壌菌を持ってきてくれるので、腸内フローラの強化に役立ちます。免疫力も強化されます。動物と暮らすことは、人にとってもよいことなのです。ただし、適度な距離を保つこともまた重要。犬や猫の常在菌が、人に病気を起こすことも多いからです。人と動物がともに心地よく生きるには、室内の清潔を保つ、一緒に寝ない、キスはしないなどのきちんとしたルールづくりが大切です。

薬用石鹸を使ってはいけない

免疫力を強化するために、今日から一つ始めてほしいことがあります。

「アトピー性皮膚炎にならないための手洗い法」の実践です。

手洗いは、流水で10秒手を流すだけ。これだけがよいのです。

皮膚にも腸と同じくたくさんの雑多な細菌がすんでいます。そうした皮膚常在菌は、皮膚の脂肪をエサにしています。彼らが皮脂を食べると脂肪酸の膜がつくられ、皮膚に弱酸性のバリアができます。その弱酸性のバリアが皮膚に病原菌がくっつくのを防いでくれています。**風邪や食中毒などの感染症を防ぐには、皮膚常在菌のつくる弱酸性のバリアが非常に重要**なのです。

ところが、石鹸で手洗いをすると、皮膚常在菌の約9割がいなくなります。ただ、1割残っていれば、その細菌たちが増殖するので、12時間後にはもとに戻ります。でも、薬用の液体石鹸を使うと、そうはいきません。殺菌作用が強いため、皮膚常在菌のほとんどを殺してしまうのです。こうなっては、12時間でもとの状態には戻りません。

皮膚常在菌のいない手には、感染症を起こす細菌やウイルスが付着しやすくなります。雑菌がいない環境が、病原菌の繁殖を許してしまうからです。そのため、手洗いに熱心な人、薬用石鹸を使っている人ほど、風邪を引きやすいのです。

冬、インフルエンザの流行が年々激しくなっています。なぜ、こんなにも大流行してしまうのか、考えたことがありますか。

ウイルスの病原性が強くなっているからでしょうか。たしかにインフルエンザウイルスの病原性は強いですが、年々ウイルスの毒性が高まっているわけではありません。抗ウイルス薬の耐性ウイルスが現れたと話題ですが、その病原性も従来のウイルスと変わらないことがわかっています。

答えは、日本人が手洗いを熱心にするから、です。皮膚常在菌がつくる弱酸性のバリアが完成していれば、病原菌は流水で10秒流せば落ちてしまいます。しかし、外から帰宅するたび、トイレに入るたびなど、頻繁に薬用石鹸で手洗いをしていると、弱酸性のバリアができる暇がなく、病原体が手に付着しやすくなるのです。

インフルエンザの季節になると、熱心な手洗いをすすめる人たちが大勢出てきます。しかし、その人たちはこんなに大事なことを知らず、結果的にインフルエンザの流行を手助けしてしまっているのです。

しかも、**薬用石鹸で熱心に手洗いをしている人ほど、肌がカサカサで乾燥しています。**

毎日、皮膚常在菌を殺してしまっているからです。そのために脂肪酸の皮脂膜が再生できず、角質層にすき間ができてしまうのです。角質層は、皮膚の最上層にあって、外敵の侵入を防ぐ働きを持つ皮膚のもっとも硬い部分です。この角質層の細胞は、皮脂膜がなくなると、バラバラになってしまいます。そのため、肌がカサカサし、悪化すると、皮膚が割れてくるのです。

こうなると、アトピー性皮膚炎を起こす可能性が高まります。角質層のブロックが崩れ、細菌やアレルゲンが侵入しやすくなるからです。非自己である異物が侵入してくれば、免疫システムは反応して攻撃をしかけます。結果、かゆみや湿疹などの乾燥性皮膚炎が引き起こされます。このとき免疫力が落ちていると、免疫細胞が皮膚からの侵入者に過敏に反応し、アトピー性皮膚炎が生じるのです。つまり、アトピー性皮膚炎とは、角質層にすき間があいてしまったために、アレルゲンが皮膚の内部にもれ入ってしまう「皮膚もれ」の状態ともいえるでしょう。この状態を引き起こす一因に、毎日の熱心な手洗いがあるのです。

なお、人の口のなかにも常在菌がたくさんいて、外からの侵入者を防いでいます。ですから、「風邪予防」といって、薬用のうがい薬を日常的に使っていると、かえって風邪をひきやすくなるので、やめましょう。

舌下免疫療法とレーザー治療

アレルギーの医学的な研究が進み、いくつかの新しい治療法が出てきています。担当医としっかり相談し、「やってみる価値がある」と考えたならば、実践してみるのもよいと思います。ただし、慎重を期すことです。どんな医療にも、副作用はともないます。

アレルギーの治療法の一つとして、最近多くなっているのが、舌下免疫療法です。

アレルゲンを少量から投与することで、身体をアレルゲンに慣らしていく治療法をアレルゲン免疫療法といいます。以前は、医療機関で皮下に注射する皮下免疫療法だけでしたが、現在は、スギ花粉とダニのアレルゲンを舌の下に保持する舌下免疫療法が保険で受けられるようになっています。

アレルギー体質の場合、アレルゲンに特異的に結合するＩｇＥ抗体がつくられ、それが肥満細胞を破裂させてアレルギー症状が起こることはお話ししました。アレルゲン免疫療法は、アレルゲンを少しずつ体内に入れていくことで、ＩｇＧ抗体がつくられるようにします。これによってアレルゲンが侵入してきても、ＩｇＧ抗体が肥満細胞に先に結合しているので、肥満細胞の破裂を防げるようになります。

ただ、舌下免疫療法は、効果が表れるまで長い期間がかかり、通院も定期的にしなければなりません。患者さん自身の強い意志が必要になる治療法といえるでしょう。

一方、スギ花粉症などアレルギー性鼻炎の治療法として、レーザー手術で鼻粘膜を変性させる方法もあります。呼吸が苦しいほど鼻づまりがひどく、妊婦や受験生で薬の服用を避けたいなどの理由で、レーザー治療を受ける人も多くなっています。ただし、この効果は永久に続くものではなく、よくて2～3年、短いと半年です。くり返し治療を受け、においがわからなくなってしまったというケースも報告されています。

いずれにしろ、根本的な改善を求めるならば、自分の体質を変えていくことより大切なことはありません。腸内フローラを育て、免疫力を高めていくことで、ゆっくりとではあっても、症状は改善していくはずです。「プーラン・プーラン」を合言葉に、おおらかな気持ちで今日からできることを実践していきましょう。

ここがポイント

●土とどんどん触れ合っていくことで、腸の最大勢力である日和見菌を活性化できる。休日には自然のなかに出かけたり、庭の土いじりをしたりして土壌菌をとり込もう。

●手洗いは流水で10秒間流せば十分。薬用石鹸を使いすぎると、私たちの皮膚を守る常在菌を排除してしまい、かえって病原体が付着しやすい肌になる。

おわりに

２０２０年。いよいよ東京でオリンピックが行われる年になりました。今年は例年以上に、世界中からたくさんの人たちが日本にやってくるでしょう。

21世紀は「共生の時代」といわれています。「平和の祭典」をうたうオリンピックは、まさにその象徴ともいえる世界のビッグイベントです。今、私たち人類にもっとも必要とされるのは、「共生の思想」といわれます。しかし、多くの人たちが考えている「共生」は、同じ地球にすむ同士なのだから「おててつないで仲良くしよう」といった程度のものではないでしょうか。

本当の「共生」とはそんなものでしょうか。共生とは、生き物どうしの激しい闘いのすえに、どのようにして相互にうまく生きていけるかを模索した結果、生まれてきたものなのです。

細菌や寄生虫は、病気の原因となり、私たちにとても苦しい思いをさせることがあります。しかし、私たち人間は、そんな微生物との共生なくして生きることはできません。彼らの存在がなければ、私たちの免疫はまるで育たないのです。

ところが日本人の多くは、細菌も寄生虫もウイルスも「バッチイ、バッチイ」と排除しにかかりました。寄生虫との共生を断ち切り、今はまた細菌との共生も自ら断ち切ろうとしています。こんな愚かな生き方を選んだ結果、人はアレルギーという奇病に苦しむことになったのです。そしてその大きな苦しみを、「共生」という生き方すらまだ知らない、幼い子どもたちにも負わせてしまっているのです。

アレルギーという奇病が起こった最大の原因は、細菌や寄生虫などの微生物を「悪者」として一方的に排除し、「キレイ社会」をつくってきたことにあると、私は考えています。人間本位の自己中心的な考え方が、本当に守るべき「共生の思想」を見失わせ、アレルギー性疾患という災厄を人間にもたらしたのです。

一度離した手を再びつなぐのは、大変なことです。だからこそ、私たちは共生の思想を忘れてはいけません。身の回りの微生物を「キタナイ」と排除したりせず、「彼らも命ある生物。互いの生命を尊重し合うことで、自分自身の生命力も増進されるかけがえのない仲間」と、ともに生きていくことを考えましょう。そうした生き方のなかにこそ、アレルギー性疾患という奇病を克服する方法を見出すことができるのだと、私は考えるのです。

2020年1月

藤田紘一郎

アレルギーと腸内細菌

腸内フローラを育てれば、アレルギー体質は治る

著者 藤田紘一郎

2020年3月5日 初版発行

藤田紘一郎（ふじた　こういちろう）
1939年、旧満州生まれ。東京医科歯科大学卒業。東京大学医学系大学院修了、医学博士。金沢医科大学教授、長崎大学教授、東京医科歯科大学教授を経て、現在、東京医科歯科大学名誉教授。専門は、寄生虫学、熱帯医学、感染免疫学。1983年、寄生虫体内のアレルゲン発見で、小泉賞を受賞。2000年、ヒトATLウイルス伝染経路などの研究で日本文化振興会・社会文化功労賞、国際文化栄誉賞を受賞。主な著書に、『脳はバカ、腸はかしこい』（三五館）、『腸をダメにする習慣、鍛える習慣』『人の命は腸が9割』『体をつくる水、壊す水』『毛細血管は「腸活」で強くなる』（ワニブックス【PLUS】新書）など。

発行者　佐藤俊彦
発行所　株式会社ワニ・プラス
〒150-8482
東京都渋谷区恵比寿4-4-9　えびす大黒ビル7F
電話　03-5449-2171（編集）
発売元　株式会社ワニブックス
〒150-8482
東京都渋谷区恵比寿4-4-9　えびす大黒ビル
電話　03-5449-2711（代表）
編集協力　高田幸絵
装丁　橘田浩志（アティック）
柏原宗績
図版／DTP　平林弘子
印刷・製本所　大日本印刷株式会社

ISBN 978-4-8470-6162-2
ワニブックスHP　https://www.wani.co.jp